増補新版

長生きしたければ高血圧のウソに気づきなさい

東海大学医学部名誉教授
大櫛陽一

長生きしたければ
高血圧のウソに気づきなさい

増補新版

増補新版―序

本当の血圧とは何か？

２０２２年に開催された国際高血圧学会（ＩＳＨ）において、ネット通販サイトAmazonで販売上位１００位までの上腕・手首のカフ式自動・半自動血圧計について、「適切な検定試験に合格し精度が検証済みの血圧計は約20％にすぎず、約80％は精度が不確かなまま販売されている」と報告されました。血圧が気になるなら、「医療機器認証番号」の付いた血圧計で測っているかをチェックする必要があります。

また、血液は全身を巡っており、安静時には心臓から出て肝臓などの消化器へ20～25％、腎臓へ20％、筋肉へ15～20％、脳へ13～15％、その他へ7～11％配分されています。健診や自宅での血圧は上腕部で測定しますが、脳血管や心血管の血圧と一致している訳ではありません。血管は分岐して長く続いているので、血圧が低下しながら流れています。例えば、脳血管での血圧は上腕部よりかなり低いはずです。

さらに、血圧は気温、日常生活の変化、緊張状態に応じて常に変動していま す。病院や健診では白衣高血圧と言われるように高くなることがあり、逆に朝の血圧が高くても病院や健診で低い場合は仮面高血圧と呼ばれています。私（76歳）が昨年9月から今年5月まで、看護師（妻）に医療用血圧計で朝と就寝前に各2回ずつ測定してもらって平均した収縮期血圧（最大血圧）は、朝が１４７（１２２～１７４）㎜Hg、就寝前が１２４（82～１６６）㎜Hgでした。朝夕の平均で約20の差があり、日毎の差は朝が52、就寝前が84もありました。飲酒日（休日）の就寝前が最も低いことも判明しました。もし最も高い血圧（１７４㎜Hg）に合わせて降圧剤が処方されると、日本高血圧学会２０１９年版の75歳以上の家庭血圧目標値が１３５㎜Hgなので約40下げる量の降圧剤が出されることになりますが、就寝前の血圧も40下がると40㎜Hg近くに下がる時があるかも知れません。こんなに下がると失神や脳梗塞を起こしてしまいます。

□世界の医療改革についていけない日本

20世紀末に製薬企業の過当競争があり、世界保健機構（WHO）や各国の医療系委員会においてロビー活動が行われて、製薬企業に有利な治療指針（ガイドライン）が決められた時代がありました。欧米では2004年に医師と製薬企業の経済的癒着の内部告発により、委員参加や医学論文投稿での利益相反の開示が義務化されました。薬の効果を調べる研究（治験）でも試験方法の厳格化と情報開示が行われました。血圧に関しても科学的根拠に基づく報告とガイドラインの改訂が続いています。

●救命救急で、脳梗塞治療薬r-tPAなどの血栓溶解薬を収縮期血圧が185㎜Hgまで使ってよいとなっています。この薬剤では脳出血の副作用が怖いのですが、病人でもこの血圧まで血管が破れるリスクは少ないのです。私がテレビに出演する時に24時間血圧計で連続測定して、240㎜Hgまで上昇していましたが、体調に異常はでませんでした。運動時にもこの程度の血圧上昇が起こっていますが、健康な人では一時的な血圧上昇は体全体で緩衝されます。

●２０１４年、米国政府委員会（ＪＮＣ８）で60歳以上の薬物治療基準が１５０㎜Hgとなりました。

●２０１９年、英国政府の公的医療ガイドライン（ＮＩＣＥ）で降圧剤の使用基準が１６０㎜Hgとなりました。また降圧剤の処方前に24時間自由行動下血圧（ＡＢＰＭ）または家庭血圧（ＨＢＰＭ）の測定が義務づけられて、１日の平均値が１５０㎜Hg以上とされました。

●製薬企業と独立した医師グループのガイドライン（theNNT.com）で、降圧剤が次のように評価されています。降圧剤は「軽度高血圧：既往歴無し、収縮期血圧が１４０－１５９㎜Hg、拡張期血圧が90－99㎜Hg」の人で効果なし。副作用は12人に１人の割合で発生する。また、「中等度以上の高血圧への服薬」は125人で1人の死亡を回避できるが、10人に1人で服薬を中止すべき副作用が起こる。

これらは、この本で示した内容とよく一致しています。

ところが日本では、製薬企業の支援を受けた論文の不正が続いており、この本でも紹介したノバルティスファーマ社が11億円以上を5大学に提供して作った降圧剤に関する論文は2018年までにすべて撤回されました。医薬品添付文書の効能として心臓病、糖尿病、腎臓病、脳卒中を加えようとした悪巧みは失敗して、現在も降圧剤では血圧を下げる効果しか認められていません。一方、血圧を下げることによる脳梗塞などの副作用が明記されています。

このような不正に対して厚労省は厳罰を科すとしていましたが、現在も「二年以下の懲役若しくは二百万円以下の罰金」というのは、12兆円の売上げのある製薬業界に対する罰則に効果は期待できない状況です。厚労省の幹部が日本製薬団体連合会の理事長や多くの製薬企業に天下りしていることが影響しているのかもしれません。

２０１０年、米国オバマ大統領の医療保険改革法のサンシャイン条項により、製薬企業などは医師や大学等への利益供与について10ドル以上について個人名も含め保健社会福祉庁の公的保険制度運営センターへ報告することが義務化されました。故意の申告漏れについては年間最大１００万ドルの罰則が科せられます。このデータは統合データベース化されて政府がUS Open Paymentsで公開しています。日本での利益相反の開示に厚労省は関与せず、各製薬企業が個別にホームページから閲覧できるようにしていますが、医師名からの検索ができないや印刷およびダウンロードできないなど実用性に問題があります。

日本高血圧学会のガイドラインも、私達が２００９年に意見書を出した次の２０１４年版では少し改善しましたが、２０１９年版ではさらに改悪されています。実際に、１９８３年の老人基本健診の要医療基準で成人の降圧治療対象者数の推定が２１０万人なのに対して、２０１９年版での推定人数が４，０００万人と20倍に水増しされています。厚労省の国民健康・栄養調査（２０１９年）での服薬で最も多いのが降圧剤で、医薬品添付文書で「高齢者には脳梗塞の恐れがあるので慎重投与」とされているにもかかわらず50歳代から服用率が高まっており、70歳代では男女とも50％を超える状態が続いています。

□日本の健診制度と降圧剤の処方

日本人の血圧は60歳代を例にすると1960年から50年間で約20㎜Hg低下しています。また、脳内出血による死亡率も5分の1程度に下がっています。「高血圧学会」なので、高血圧患者が減ると会員数とスポンサーも減るので既得権の維持に必死なのでしょう。

日本では健診の判定で医療機関を受診して降圧剤を処方されることが多いことも問題です。そもそも欧米には健診制度がありません。各国での健診の試行で疾病の予防、死亡率と医療費の低減の効果がなく、むしろ無駄な精密検査や薬剤副作用の方が多かったからです。2019年、OECDの勧告（OECD Reviews of Public Health：Japan）で「日本の健診制度や疾病予防対策には問題が多い」と指摘されました。

日本の各医薬品の薬価は、開発費を補填する目的で新薬は高く設定され、その後毎年下げられる制度になっています。また、医薬品の特許は出願から20年間で切れて、その後はジェネリック薬が発売されて、さらに薬価が下がります。降圧剤の売上額は２０１０年をピークにして下がっています。このためテレビや新聞での降圧剤の宣伝は減っていますが、血圧を下げるという飲料、サプリメント、健康食品などの宣伝は活発になっています。また、高血圧治療の診療報酬は下がっていませんから、内科系開業医にとっての大きな収入源（約1兆5千億円）になっています。

□病気の治療効果と副作用のバランス

本書は、私の研究である全国70万人の健診結果の分析、人口10万人と30万人の市区町村の住民追跡研究、10万人の脳卒中患者の解析などに基づいて書きました。初版は10年前で、当時の日本の臨床医学会のガイドラインと異なるために批判もありました。しかし、利益相反から解放された最近の欧米政府の診療ガイドラインとよく一致しています。

健康診断はたしかに、身体に生じる「異常な数値」をいち早くキャッチし、疾病予防と早期治療に貢献する、世界でも他に例を見ない、わが国の誇るべき優れた制度だと思います。しかし、その判定基準を厳しくすることで、昨日まで健康だった人が突然病気とされ、薬を飲まされる状況に追い込まれるとしたら、どうでしょう。薬は異物ですから、必ず副作用があり、病気の治療効果と副作用のバランスで服用する必要があります。病気では無い人が薬を飲むと、効果は全く無く、副作用の危険性だけが襲いかかります。

われわれはそろそろ、正しい情報を自分たちの手で選びとり、そして正しい判断を下せるようにならなければいけません。自分と家族を守るのは自分自身です。そして、そのための手助けに本書がなれるとしたら、これほどの喜びはありません。

本書では聞き書きによるQ＆Aの形をとり、専門性をできるだけなくすように努めました。どこからお読みいただいても結構です。「血圧とは何か」といった基本的知識のおさらい、そして基準値や降圧剤を取り巻くさまざまな諸事情については多くのスペースを割きました。健診受診者側や患者側の視点に立った高血圧対策についてもくわしくお伝えしています。さらに食生活をはじめとした生活習慣改善策の最新情報も、数多く盛り込みました。

文中にもありますが、「基準を少々はずれても、そこから元に戻れる復元力が健康の証し」。これが「正常」の本質であり、私の健康論です。

欧米では、長らく製薬企業の影響を受けて、薬を売るために健常者を病気にする厳しい方向に振られていた基準値が、収縮期血圧を例にすると再び「年齢＋90」時代のまともな数値に戻ってきてくれました。これは欧米の国々が「健康」である証拠だと思っています。日本にもこの「復元力」がはたらき、健康基準と薬剤使用が正しい方向に進んでくれることを願ってやみません。

２０２４年１月　　大櫛陽一

□厚労省と財務省がついに認めた！

本書の第１刷が出版されてから２ヶ月後の２０２４年４月から、健診で受診勧奨とする血圧の基準（収縮期／拡張期）が１４０／90から、１６０／１００に変更されました。この新しい基準は、この本に書いている日本人を対象とした複数の科学的研究の結果や、英国政府のガイドライン（ＮＩＣＥ）と一致します。

これにより高血圧治療の対象者数が10分の1になるのです。実は、財務省も開業医での過剰医療を問題にしており、２０２４年6月からの医療費改定では、高血圧やコレステロール低下医療を減らす仕組みを導入しました。

高血圧と言われて心配されていた方々には朗報なのです。

２０２４年5月　大櫛陽一

増補新版

長生きしたければ
高血圧のウソに
気づきなさい

目次

［第１章］
高血圧のはじまり
そもそも高血圧は「つくられた病気」だった！

［第２章］

薬を売るために高血圧がつくられた！

降圧剤開発競争

［第3章］

降圧剤は効くのか？ その問題点は？

降圧剤の仕組みとリスク

［第4章］

高血圧マフィアと治療ガイドライン

EUの罰則、内部告発、サンシャイン条項、日米のねつ造事件

[第5章]

欧米の高血圧基準値はなぜ破壊的改革が行われたか!?

2014年4月の人間ドック学会の新規準をめぐる騒動と既存勢力の巻き返し

［第6章］

そもそも高血圧とは何か?

血圧の規準は年齢別であるべき

［第7章］

これから高血圧とどう付き合うか？

食、よい油、血糖値と糖質との関係降圧剤をやめても大丈夫か？

第1章

高血圧のはじまり

そもそも高血圧は「つくられた病気」だった！

Q1 血圧、そして高血圧とは何ですか？

A 心臓が血液を送り出す力です。血圧があるからこそ、血液は体内に行きわたることができるのです

多くの人が定期的に受診する健康診断や人間ドックですが、何度受けても不安を感じてしまう人は多いと思います。なかでも血圧は気になる項目の1つです。

血圧とは文字どおり「血の圧」、体内をめぐる血液が血管の壁を圧する力のことをさします。

血液は酸素、免疫細胞、糖や脂質、たんぱく質といった栄養分などを必要な部位に送り、不要となった炭酸ガスや老廃物を肺・肝臓・腎臓へ運んで分解したり、体外へ排出します。この血圧があるからこそ、心臓から血管に送り込まれた血液は、脳をはじめとする身体のすみずみに行きわたることができるのです。

人間は日常生活では直立していますから、脳が心臓よりも上にある状態の時間が多いですね。ですから、起きているときに脳に血液を送るためには、ある程度の血圧がどうしても必要なのです。

血圧を測るときにキーとなるのが、２種類の数値です。１つは心臓が最も縮んだときの血圧で、収縮期（最高）血圧、いわゆる「上」。もう１つは心臓が最もひろがったときの血圧で、拡張期（最低）血圧、いわゆる「下」です。

血圧で数値についている「㎜Hg」は圧力を示す単位です。「ミリメートルエイチジー」「ミリ水銀柱」など、いくつかの読み方がありますが、省略されることもあります。

特定健診・特定保健指導は２００８年度にスタートしました。いわゆるメタボ健診とよばれるもので、判定においては正常な血圧を「収縮期血圧１３０（㎜Hg）未満、拡張期血圧85未満」としています。これは「どこまでが正常で、どこからが高めか」を判断する目安、すなわち「基準」に基づいたものです。

測定された血圧が、この「基準」以上になると、高血圧とされるのです。

Q2 高血圧の基準を決めるのは、どういう人たちなのですか?

A 欧米では政府の委員会が決めますが、日本では利益相反(P75参照)のある日本高血圧学会が決めています

日本高血圧学会が発行する「高血圧治療ガイドライン」では、基準や治療方法などについて指針を出しています。このガイドラインは4~5年に一度改定されており、最新のものが2019年3月に出ています(以下JSH2019)。

JSH2019では血圧の分類で、年齢にかかわらず「収縮期血圧140以上、拡張期血圧90以上」を高血圧としており、正常血圧は相変わらず「収縮期血圧130未満、拡張期血圧80未満」のままです。また、至適血圧(最適な血圧)を「収縮期血圧120未満、拡張期血圧80未満」としており、「低ければ低いほうが良い」という考え方が残っています。しかし、米国政府の合同委員会の2014年ガイドラインでは、60歳で1

50（年齢＋90）が収縮期血圧の基準で、60歳以上では収縮期血圧を140未満に下げる必要性も効果もないと書かれています。

Q3 欧米における高血圧ガイドラインと診断基準の歴史は、どのようなものだったのでしょうか？

A 1993年から2003年まで「高血圧マフィア」に支配されていた。WHOと米国臨床学会はいまだに製薬企業の影響下にある

欧米における高血圧基準をリードしてきたのが世界保健機構（World Health Organization：WHO）ガイドラインと米国政府の合同委員会（Joint National

Committee：JNC）ガイドラインです。

それぞれの歴史を表1（P29参照）、表2（P33参照）にまとめました。結論からいいますと、1992年までは科学的データに基づいて「正常と高血圧」とを分け、高血圧のなかでも降圧剤などの治療が必要なものとそうでないものとを分ける〝まとも〟な診断基準だったといえるでしょう。

WHOから最初のガイドラインが出たのが1959年です。この頃は心電図検査が実用化されて間もない状況で、血圧計も水銀血圧計であり、ガイドラインはそもそも血圧の測り方から説き起こすというものでした。WHOで60歳未満の人を対象にデータをとり、血圧が高いことで起こる心臓系の病気の場合には異常が収縮期160／拡張期95以上、正常は収縮期140未満／拡張期90未満という基準が作定されました。

この頃、欧米の平均寿命は70代でしたが、日本人の場合はまだ50～60代で、60歳を超える人はそれほど多くはありませんでした。お気づきのように、かつては血圧の問題はそれほど大きなものではなかったのです。それが、寿命が延びて60歳以上の人が増えるに従い、血圧の高い人も増えてきたのです。このあたりが高血圧のはじまりといってよいでしょう。「年齢を経るにしたがって血圧が高くなるのは当たり前」であり、むしろ

表1 WHOガイドライン

年	診断基準(mmHg)
1959年	・正常　収縮期140未満、拡張期90未満 ・異常　収縮期160以上、拡張期95以上 降圧治療や、その目標値は示されていない (1)加齢により動脈と太い血管の柔軟性が次第に低下する場合 …正常な変化 (2)明確な原因 …閉鎖不全弁膜症、慢性貧血、甲状腺機能亢進症、 動脈狭窄、一側性腎疾患、内分泌症候群(クッシング病)、 交感神経腫瘍、副腎皮質腫瘍(原発性アルドステロン症)、 妊娠中毒、びまん性腎症 (3)原因不明 …診察、眼底検査、X線撮影、心電図検査、臨床検査を行う。 (3.1)脳・網膜・腎臓・心臓に異常なし (3.2)心肥大、脳・網膜・腎臓・心臓の血管に病変
1962年	Stage 1　心臓と血管に器質的変化がない 30～40歳:140／90～160／95は要観察 60歳以下:収縮期160、拡張期95を上限値とする 60歳を超えて血圧が上がるのは、太い血管の柔軟性低下が原因で正常な変化 女性では、血圧が高くても重大な問題にならない 原因の多くがストレスや不安なので、降圧剤は不要かつ無効 Stage 2　心臓または血管の肥大がある 診察、放射線撮影、心電図により確定する。 降圧剤を使ってもよいが、常用してはいけない。 Stage 3　多くの臓器に高血圧による障害がある 心不全、冠動脈異常、肺うっ血、夜間の呼吸困難、一過性脳梗塞、眼底出血、腎障害 降圧剤の適用ですが、強すぎる降圧は副作用を起こすので注意すべき 虚血性心疾患、腎障害、脳血管疾患の人に対しては大きな注意が必要 腎性高血圧 降圧剤ではなく、感染性腎症では抗生剤による原因菌治療を徹底すべき
1999年 (＊1)	・至適　収縮期120未満、拡張期80未満 ・正常　収縮期120～129、拡張期80～84 ・正常高値　収縮期130～139、拡張期85～89 ・程度1高血圧(軽症)　収縮期140～159、拡張期90～99 ・程度2高血圧(中等度)　収縮期160～179、拡張期100～109 ・程度3高血圧(重症)　収縮期180以上、拡張期110以上 降圧剤を使ってでも「正常」(収縮期120～129、拡張期80～84)以下にする
2003年 (＊1)	正常　収縮期140未満、拡張期90未満 Grade 1　収縮期140～159、拡張期90～99 Grade 2　収縮期160～179、拡張期100～109 Grade 3　収縮期180以上、拡張期110以上 治療目標　150/90 戦略的治療目標　収縮期140未満(高齢者、女性を含む)
2021年 (＊2)	降圧剤を使う基準 ・無症状者　収縮期140以上、拡張期90以上 ・心血管系の疾患またはリスク、糖尿病、慢性腎症の人　収縮期130～139

＊1　Internal Society of Hypertensionとの共同制作

＊2　降圧剤投与を目的としたガイドライン

正常なことだと明記されています。血圧が高くなる明確な原因として、閉鎖不全弁膜症、慢性貧血、甲状腺機能亢進症、動脈狭窄、腎疾患、内分泌疾患、交感神経腫瘍、副腎皮質腫瘍などが明らかにされています。一方、原因不明の高血圧の場合には、内科診察に加えて眼底やレントゲン、心電図や臨床検査などを行い、脳や網膜、腎臓、心臓に異常があるかどうか、また心肥大、脳・網膜・腎臓・心臓の血管に、血圧が高いことによる影響が表れているかどうかを調べる、とあります。年齢が高くなって血圧が上がり、血圧のほかに何の異常もない場合は「正常な変化」で治療は不要で、明らかな原因があればそれをきちんと治療する。原因不明ならきちんと突き止める。その一方で、「血圧を下げるための薬物治療」はまだ行われていません。

ＷＨＯのガイドライン改定は１９６２年で１９９９年までの37年間、有効でした。このＷＨＯガイドラインについて、もう少し説明していきましょう。まず血圧だけが高く、ほかに何も異状のないStage1という状態で、「60歳を超えて血圧が上がるのは、太い血管の柔軟性低下が原因で正常な変化」と明記されています。また女性については、血圧が上がってもそう大きな問題にはならない、ともあります。いずれにしても、血圧が高いだけの場合、その多くはストレスや不安が原因なので、血圧を下げる降圧剤は不要ですし、使っても意味がないとされているのです。

　血圧が高いために圧力がかかり、心臓や血管が肥大したり、壁が分厚くなったりするStage2の状態になると、治療が必要になります。ただし、診察やレントゲン撮影、心電図により、肥大などの診断を確定した上でなければなりません。またこの場合、降圧剤を使ってもいいけれども、常用してはいけません。薬はあくまで一時的に使うもの。生活習慣改善などと併せることによって原因を取り除き、肥大状態を解消するときだけに一時的に使うこととされています。

　Stage3になると、高血圧により、臓器に障害が発生してきます。心拍出量が減る心不全、冠動脈の一部の膨れ上がり、肺の中に血液が溜まる肺うっ血、そしてそのことによる呼吸困難などです。このような、実際の生活に障害が起こる事態になったときには、降圧剤を使います。ただし強すぎる場合には副作用があり、特に心疾患や腎障害、脳血管疾患のある人に対しては大きな注意が必要とされています。具体的には脳梗塞を起こしたり、腎臓に血液が届かず腎機能がさらに大きく低下したりするおそれがあるということです。

　そして腎性高血圧については、降圧剤ではなく、もともとの病気の方をきちんと治すこととされています。たとえば感染性腎症では抗生剤によって原因菌を徹底治療します。最近増えている糖尿病性腎症では低糖質食など、血糖値をきちんと管理して糖尿病をコントロールすれば、血圧の高い状態も解消されます。「もとの原因をきちんと治療する」ということです。以上が1962年の、WHOガイドライン概略です。この基準は世界や日本で長らく使われて、最近の科学的根拠に基づいても実に正しいガイドラインだったと思います。

ところが、1993年の米国JNC5と1999年にWHOが改定したガイドラインは、製薬企業の影響を受けて、基準値を大きく下げて、世界中から厳しい批判がなされました。当時は、製薬企業が多くの降圧剤を開発して、その売上げを伸ばす戦略として、ガイドラインに力を持つ臨床学会や医師への利益供与により、「薬を売るために病気を作る」ことをビジネスモデルとしていたのです。このような集団は「高血圧マフィア」と呼ばれていました（レイ・モイニハンほか『怖くて飲めない！』ヴィレッジブックス 2006年）。このような状況が2003年まで続いていました。

しかし、2004年にEUで治験の罰則を付けるなど厳格化された条例が発布され、米国でNew England Journal of Medicine誌の名誉編集委員であるJP・カシラー

表2 米国政府合同委員会 (JNC) ガイドライン

米国政府合同委員会(JNC)ガイドライン

年	ガイドライン	診断基準(mmHg)
1988年	JNC4	正常血圧 収縮期110～140、拡張期90以下 境界域高血圧 収縮期141～159、拡張期91～94 高血圧 収縮期160以上、拡張期95以上
1993年	JNC5	optimal 収縮期110未満、拡張期80未満 normal 収縮期110～129、拡張期80～84 high-normal 収縮期130～139、拡張期85～89 stage 1 収縮期140～159、拡張期90～99 stage 2 収縮期160～179、拡張期100～109 stage 3 収縮期180～209、拡張期110～119 stage 4 収縮期210以上、拡張期120以上
1997年	JNC6	optimal 収縮期120未満、拡張期80未満 normal 収縮期120～129、拡張期80～84 high-normal 収縮期130～139、拡張期85～89 stage 1 収縮期140～159、拡張期90～99 stage 2 収縮期160～179、拡張期100～109 stage 3 収縮期180以上、拡張期110以上
2003年	JNC7	optimal 収縮期120未満、拡張期80未満 prehypertension 収縮期120～139、拡張期80～89 stage 1 収縮期140～159、拡張期90～99 stage 2 収縮期160以上、拡張期100以上
2014年	JNC8	正常 30～59歳 エビデンスなし、当面140／90以下 60歳以上 150／90以下 治療目標 60歳以上で、140未満に下げる必要性と効果なし

英国公的医療ガイドライン(NICE)

年	ガイドライン	診断基準(mmHg)
2019年	NICE2019	降圧剤の使用基準は収縮期血圧が160以上で、 かつ、自由行動下血圧および家庭血圧の1日平均値が150以上

（Kassirer JP）氏による内部告発がありました。その内容は、臨床医学界および医師個人と製薬企業とが経済的に強く結びつき、その影響を受けてガイドラインや診断基準の方向が歪められている現状を改革しよう、というものです。改革の機運が高まり、米国では医療保険改革法のなかにサンシャイン条項が盛り込まれました。医師に対して製薬企業が利益供与を行った場合には、日本円で何千円というレベルでもきちんと報告しなければならず、違反すれば膨大な罰金が科せられることとなりました。

そして２０１４年、米国政府合同委員会のガイドラインであるＪＮＣ８で、60歳以上の基準値が収縮期血圧が１５０とされました。「年齢＋90」という、昔の基準値に戻ることとなったのです（JAMA 2014; 311: 507-520）。同時に、60歳以上の人では、収縮期血圧を１４０未満にする必要性も効果も無いと明記しました。30～59歳の人たちには科学的根拠（エビデンス）が示せないとし、当面の混乱を避けるために収縮期１４０／拡張期90以下としています。この変化についてＪＮＣ８は「破壊的改革」とコメントし、その理由を「今までの数値は全部うそだったから」とし、高血圧マフィアをなくし、科学的根拠に基づいてきちんとした治療を行う旨の宣言がなされています（GL Bakris et al: Changes in guideline trends and applications in practice: JNC 2013）。

さらに2019年、英国の公的医療ガイドラインでは「降圧剤を使用するのは収縮期血圧が160㎜Hg以上、かつ家庭で1日の血圧を測定して、ABPMまたはHBPMの平均値が150㎜Hg以上としています（NICE guidance-hypertension 2019年8月28日）。＊ABPM：Ambulatory Blood Pressure Monitoring（24時間自由行動下血圧測定）、＊HBPM：Home Blood Pressure Monitoring（家庭血圧測定）

しかし、WHOはいまだに製薬企業の影響下にあります。WHOの資金は加盟国の分担金と各種団体による寄付金に分けられますが、寄付金が84％を占めています（http://open.who.int/2020-21/contributors/contributor）。この寄付に多くの製薬企業が含まれていますし、WHOの職員を製薬企業から受け入れる方針に変更しました。1999年と2003年のガイドラインはInternal Society of Hypertension（ISH）との共同制作になっていますが、ISHは降圧剤メーカから大きな支援を受けています（Chriistophe Kopp：薬のチェックは命のチェック 2007;25:91-103）。2021年のガイドラインは降圧剤の投与方法になってしまい、WHO本来の使命である疾病の予防の観点は消滅しました。

米国でも臨床学会（ACC／AHA）は既得権益に固執をして、2017年の独自のガイドラインで収縮期130／拡張期80で高血圧としましたが、2018年に「米国成人の46%が高血圧となる、高血圧と診断される成人は7400万人から1億500万人になる、3人に1人に薬物治療が推奨される、薬物治療を受けるべき人は7200万人から8300万人になる」と批判されました（JAMA Cardiol 2018;3:572-581）。

Q4 日本におけるガイドラインと高血圧基準は、どのような経緯をたどってきたのですか？

A 2000年から高血圧マフィアに支配された影響を受けて、現在も影響が残っています

表3は、日本における高血圧ガイドラインと診断基準の変遷です。

1972年、日本の沖中重雄先生が著した『内科診断学』が健康な方の血圧についてふれています。収縮期血圧は「年齢＋90」で、正常な人なら年齢とともに血圧は上がる

表3　基準により大きく変わる日本の高血圧患者数

年／ガイドライン	治療基準(mmHg)	20歳以上	
		%	人数
1983年厚労省老人基本健診（要受療）	180/100		210万人
2000年日本高血圧学会（降圧目標）	59歳以下:130/85 60歳代:140/90 70歳代:150/90 80歳代:160/90	28%	2,900万人
2004年日本高血圧学会（降圧目標）	64歳以下:130/85 65歳以上:140/90	30%	3,100万人
2008年特定健診（受診勧奨）	140/90	17%	1,760万人
2009年日本高血圧学会（降圧目標）	64歳以下:130/85 65歳以上:140/90	30%	3,100万人
2014年日本高血圧学会（降圧目標）	74歳以下:140/90 75歳以上:150/90	16%	1,600万人
2019年日本高血圧学会（降圧目標）	74歳以下:130/80 75歳以上:140/90	39%	4,000万人

もので、むしろ上がらない人は何かしらの異常が隠れている、とされており、データに基づく、まともな基準だったといえます。ちなみに同書は内科学のバイブルとされています。私が学生だった頃も「年齢＋90」までは正常血圧と教えられていました。

旧厚生省が１９８３年に老人基本健診をスタートさせた頃の実施マニュアルでは、要医療の基準を収縮期血圧１８０／拡張期血圧１００以上としていました（『老人保健法に基づく健康診査マニュアル』１９８７）。

それが日本高血圧学会のＪＳＨ２０００では血圧値を6つに分類し、正常血圧を「収縮期血圧１３０未満、拡張期血圧85未満」としました。高血圧マフィアの影響を受けたＷＨ

０のガイドラインの基準をそのままふまえて、血圧分類以外に年齢別の降圧目標をつくっています。

その後ＪＳＨ２００４、ＪＳＨ２００９と基準は引き下げられ、ＪＳＨ２００９では正常血圧を収縮期血圧１３０未満／拡張期血圧85未満としていました（『高血圧治療ガイドライン２００９』）。

この基準は先にもふれた、２００８年スタートの特定健診や、日本人間ドック学会の現行基準にも使われています。

私は２００４年に、日本総合健診医学会のシンポジウムのなかで男女別・年齢別基準範囲を発表しました（表４参照）。結果は、人間ドック学会の２０１４年新基準、米国の２０１４年診断基準、英国政府の２０１９年基準、１９７２年の冲中重雄先生のおっしゃっているものにだいたい近いといえます。

ただ、冲中重雄先生は正常と思われる方だけを集めて平均を出したのみでした。一方、私の基準値は、健診を受けた人から異常の可能性がある人を除いた基準群から計算する方法で、米国のClinical Laboratory Standard Institute（ＣＬＳＩ、元ＮＣＣＬＳ）という臨床検査協会や、後で出てくる日本人間ドック学会と基本的に同じ方法です。

表4　男女別・年齢別基準範囲

	年齢	収縮期血圧		拡張期血圧	
		下限値	上限値	下限値	上限値
男性	20～24	96	145	51	85
男性	25～29	94	145	53	87
男性	30～34	93	145	53	89
男性	35～39	92	144	54	92
男性	40～44	90	148	54	95
男性	45～49	90	150	53	99
男性	50～54	90	155	55	101
男性	55～59	88	161	56	102
男性	60～64	92	164	57	101
男性	65～69	98	165	58	100
男性	70～74	99	168	57	99
男性	75～79	102	167	55	95

	年齢	収縮期血圧		拡張期血圧	
		下限値	上限値	下限値	上限値
女性	20～24	84	130	48	79
女性	25～29	82	129	48	80
女性	30～34	80	131	48	80
女性	35～39	78	134	49	82
女性	40～44	79	138	48	86
女性	45～49	82	142	49	90
女性	50～54	82	151	49	94
女性	55～59	78	159	50	97
女性	60～64	88	159	52	97
女性	65～69	91	164	54	97
女性	70～74	97	165	54	96
女性	75～79	100	166	55	95

北海道から沖縄まで、日本総合健診医学会所属の全国45施設70万人のデータを集めて分析し、血圧を含む24項目について男女別・年齢別基準範囲を策定しました。この調査からも、やはり年齢とともに血圧は上がるという結果がはっきりと出ています。

その後、世界的に薬を売るために高血圧の基準が厳しくされてきたことに対し、さまざまな研究結果を裏付けとした批判が巻き起こり、欧米では法整備の効果もあってガイドラインの改革が行われ、２０１９年英国公的医療ガイドライン（ＮＩＣＥ２０１９）で「降圧剤の使用基準は収縮期血圧が１６０㎜Hg以上」とされました。

日本高血圧学会は、私達の意見書を受けて２０１４版で基準を少しだけ緩めましたが、目を離したすきに２０１９年版では世界の流れに逆らって元に戻してしまいました。

Q5 高血圧の原因はよくわかっていないのですか？

A 原因は必ずあります。「本態性高血圧＝原因不明」は医師の怠慢です

血圧の上昇には必ず原因があります。JSH2014（日本高血圧学会の「高血圧治療ガイドライン」）では、日本人の高血圧の特徴として食塩の摂取量の多さ、そして肥満とメタボリックシンドロームを挙げています。

しかし実際の現場では、「原因がはっきりしない（不明）」という意味である「本態性（一次性）高血圧」という名前を付け、「血圧が高いから血圧を下げましょう」という対症療法を行っており、死亡率の引き上げをはじめとする、とんでもない結果【高血圧より降圧剤で多くの方々が亡くなる】を引き起こしています。

「本態性高血圧」という用語はごまかし言葉です。加齢に伴った血圧の自然な上昇なの

か、年齢の上昇を超えて血圧を異常に高める原因があるのか、いずれにしても必ず原因はあります。

その原因を調べないで「本態性高血圧」と口にする医師は要注意で、サボり、怠慢といってよいと思います。

高血圧の原因についてはさまざまな研究がなされていますが、結論として降圧剤を必要とするのは、ほんの一部にすぎません。

高血圧の原因には①加齢、ストレス、不安、②アルコール、運動不足、睡眠不足、③高血糖、腎性、閉鎖不全弁膜症、慢性貧血、甲状腺機能亢進症、動脈狭窄、一側性腎疾患、内分泌症候群（クッシング病）、交感神経腫瘍、副腎皮質腫瘍（原発性アルドステロン症）、妊娠中毒、びまん性腎症などが挙げられます。

健診で高血圧とされた人のほぼ全員は①と②、特に加齢に伴う合理的な変化が多いのです。

年をとればどうしても血管は硬くなり、血圧の上昇は自然で、むしろ正常な変化なのです。病気が原因となっている二次性高血圧、いわば〝本当の高血圧〟は③だけで、人数としてはごく一部にすぎません。

　高血圧の多くは病気ではなく、症状です。そして「血圧が上がっている」という状態は、たとえば腎臓が悪くて尿が出せない状態のときに、血圧を上げることで腎臓をきちんとはたらかせる、本来、病気で悪くなったところを「補う」動きなのです。

　このような時に、腎臓疾患を放置して降圧剤で血圧を下げれば、腎機能はさらに低下して、症状が悪化してしまいます。

　血管が硬くなると当然、血液の流れは悪くなります。それをそのまま放っておけば脳に酸素や栄養が行かないので、元気な人なら血圧が自然に上がり、脳に必要な酸素や栄養を送るわけです。

　それを無理に降圧剤で下げると、脳に酸素や栄養が行かず、腎臓に必要な圧がかからないので、老廃物の排泄ができなくなるという弊害が起きます。また心臓が悪い人の場合、血圧を下げると血液の流れが悪くなり、心臓内で血栓が発生し、この血栓が脳に流れていけば脳梗塞を起こしたりします。

　実は高血圧によって病気の症状が出たために降圧剤の治療に入ったという人は、ほとんどいません。大部分は健診や人間ドックで血圧が高いことを指摘されて、治療に送り込まれているのです。

Q6 「正常血圧は年齢とともに上がる」のが世界の常識なのでしょうか？

A そのとおりです。加齢に伴い血圧が高くなるのは元気な証拠です

ＷＨＯの１９５９年、１９６２年のガイドラインでは、そのように明記されています。逆にいえば、「血圧が年齢とともに上がっている人は正常に年をとっている」ともいえるのです。

「血圧が高めの人のほうが元気に長生きできる」ということを日本で裏付けるデータがあります。１つは慶應義塾大学医学部のグループが出しているデータで、百寿者、１００歳以上の方を調べたものです（図１）。

収縮期血圧と自立度との相関関係を見ると、血圧が高いほうが自立度も高いという結果になっています。

図1　日本人の百寿者調査

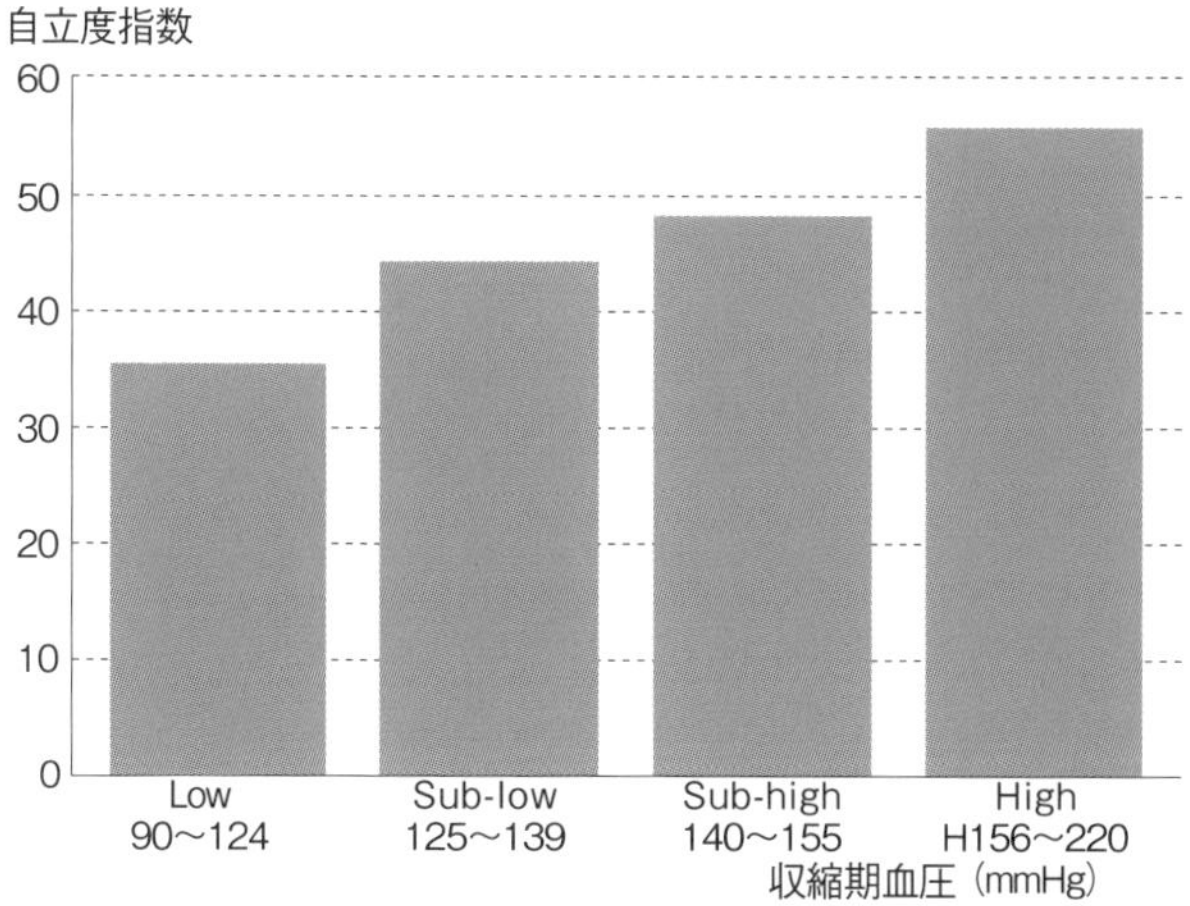

（Geriatr Gerontol Int 2008;8:300）

自立度が高いということは自分で何でもできるということで、それだけ元気で、したがって認知症も少ないわけです。

そしてもう1つ、私の研究で神奈川県伊勢原市のデータがあります。年代別に収縮期血圧と拡張期血圧の組み合わせで6段階に分け、死亡率との相関関係を見ると、血圧は高ければ高いほどよい、低ければ低いほどよい、というのではなく、「適切な領域」があることがわかります。

若い方にはあまり関係ないのですが、60歳以上では男女とも収縮期血圧160〜179／拡張期血圧100〜

109以上では注意が必要になり、80歳以上の女性では収縮期血圧120／拡張期血圧80未満も死亡率が上がっていました。ただし、高齢者が降圧剤に頼ると死亡率をさらに高めるという研究結果が報告されています。

Q7 健診や人間ドックで血圧を測定される際の準備として、何をすればよいですか？

A 血圧の1日の変化を調べましょう。過去の血圧データをグラフにしましょう

この章の冒頭に出てきたように、健診や人間ドックで「血圧が高めですね」といわれたときは、何度も自宅で血圧を測ってみることをおすすめします。もちろん普通の血圧計でけっこうです。

特にお風呂上がり、飲酒後、就寝の直前などの血圧がいちばん低い時間帯に測り、正

常値の範囲内に下がっていれば、まず降圧剤は不要です。

本当の高血圧の人なら病的な原因があるので、そんなには下がらないものです。健診や人間ドックを受けた施設にデータを持参して「こんなに低いですから、薬なしでがんばりたい」と説明するようにしましょう。

私の妻が65歳のとき、自宅で30分おきに日中のみ48時間、血圧を測ったことがあります。

自動的に測ってメモリに記録してくれる24時間血圧計を使い、自由行動下血圧を測りました。家庭血圧測定が安静時であるのに対し、自由行動下血圧は日常の作業や運動をしながら測定します。

血圧は1日のうちでも大きく変化しており、ピークは調理・食事の時間帯にあたります。主婦だったら「何を作ろうか」と頭を使いますし、調理や配膳で身体も動かします。

食事をすると消化・吸収のために血液を多く胃腸に回す必要があり、そのために血圧が上がります。そして食事が落ち着くと、血圧は元の値に戻ります。このように、自分の血圧がどういうときに上下するのかを把握することで、血圧が高い場合、その原因を追跡できるのです。

つまり、日常生活をおくる上では、血圧の上下変動があって当たり前と考えてよいのです。私自身の場合を例にすると、就寝前はいつも収縮期血圧が110〜120ですが、仕事をしている時には脳が血液を必要としていますので、本を読んだり考えたりしている時は150を超えています。

日本高血圧学会のガイドラインJSH2019の特徴として、家庭での血圧測定に対する重要度が増しました。このこと自体はよいことなのですが、家庭血圧の基準を収縮期血圧125／拡張期血圧75、自由行動下血圧の基準を夜間は収縮期血圧120／拡張期血圧70と下げていることが問題です。家庭や夜間に血圧が下がれば、本当の高血圧ではないのですが、基準が下げられていると、血圧が下がっても「基準以上」といわれてしまうのです。結局、医師からは「やはり高血圧ですね」といわれることになるのです。

健診時や診察時の血圧はだいたい高いものです。緊張して血圧が上がるのは、異常事態に備える身体の本能です。これは白衣高血圧と名付けられていますが、その高さに合わせて薬を出すと、今度は低いときに下がり過ぎてしまい、フラフラしたり、転倒、風呂場での水死、脳梗塞などの命にかかわる事故が起きるのです。

仮面高血圧と失礼な名前が付けられているのは、診察室よりも自宅でのほうが高いということからです。朝に高い場合が多く、理由ははっきりしていて、それまで休めていた身体を動かすために血圧を上げることからくるもので、気になる人は徐々に身体を動かすようにすればいいのです。

もう1つの方法として、過去の健診時の血圧を記録し、できれば年齢別・男女別のグラフに記録しておき、面談の医師に見せることもおすすめです。

こうすることで、血圧は上がっているけれども年齢相応に上がっているのか、突然どこかの時点で上がったのかを見つけることができます。上記に加えて最近の欧米の診断基準、男女別・年齢別基準範囲などを調べておけば、なおよいでしょう。

Q8 高血圧は危険なのでしょうか？

A 栄養状態がよくなった現代では、高血圧よりも、降圧剤のほうがこわいのです

基本的に、いまの日本人のように栄養状態がよくて、普通に生活できている人であれば、血管が破れることはほとんどありません。米国に、脳卒中で入院してくるような血管の非常に弱い方でも、収縮期血圧が185までは破れないというデータがあります。

この研究は、脳梗塞用の新薬「t-PA」の適応について調査したものです。「t-PA」は脳梗塞発症から3時間以内に使えば、血栓を溶かして後遺症を防ぎます。しかし、血管が破れると止血が困難になるという副作用があります。脳卒中で入院した人は脳血管の弱い人が多いのですが、そういう人でも収縮期血圧185未満の人であれば、血管は破れないことがわかったのです。

図2　日本人の脳卒中の死亡率内訳の変化

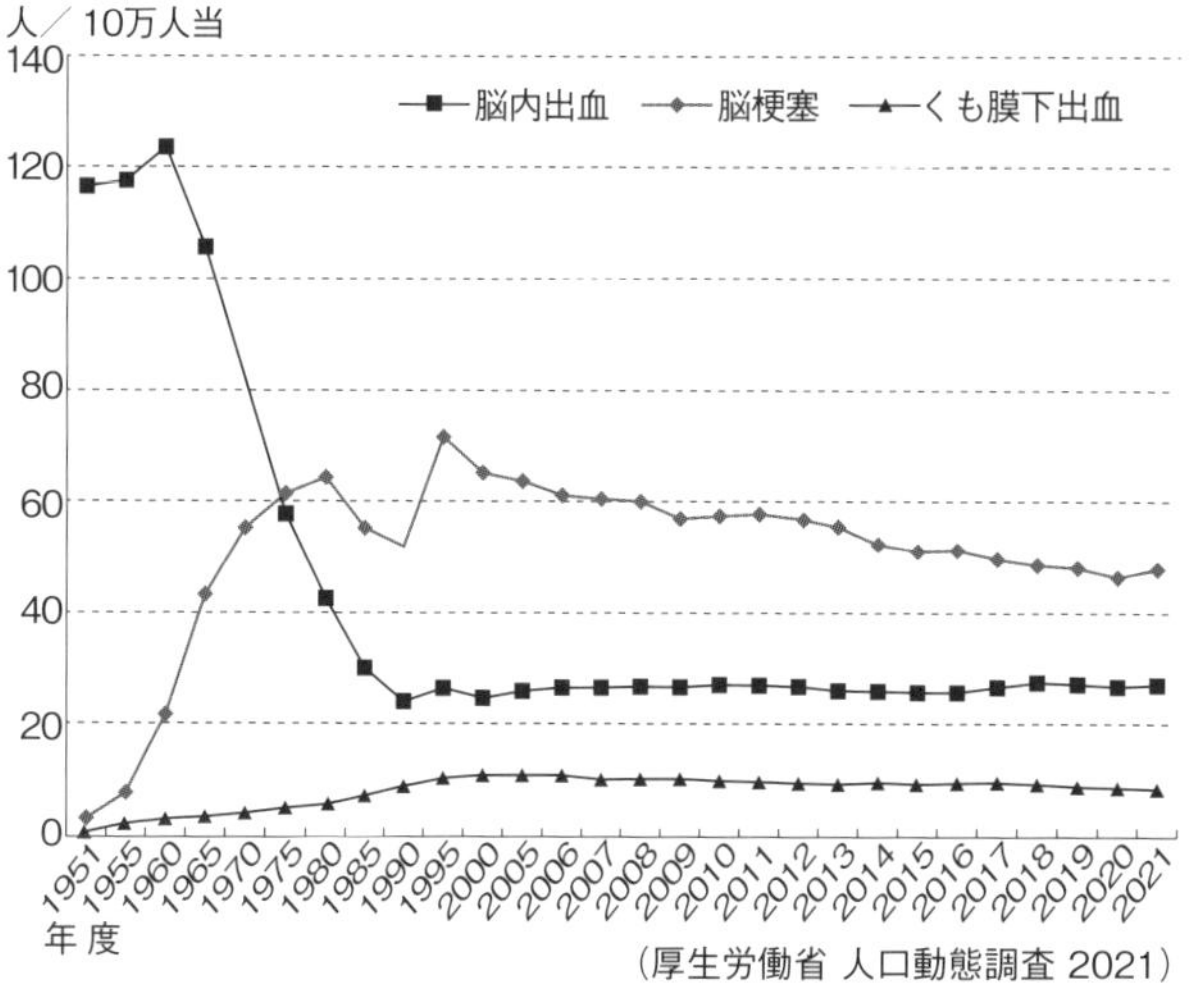

（厚生労働省 人口動態調査 2021）

図2に日本人の脳卒中死亡率の内訳を示しました。脳卒中には、脳内の血管が破れる脳内出血、血管が詰まる脳梗塞、動脈瘤が破れるくも膜下出血の3つの病型があります。私が生まれた1947年当時、脳卒中の95％以上が、脳内出血（当時は脳溢血ともよばれていました）でした。やはり栄養状態が悪かったのですね。平均寿命は、まだ男性50歳、女性54歳でした。

そんな脳内出血が、昭和40年代から50年代に肉を食べるようになって急速に減りました。秋田県などでは脳梗塞も減ったのです。欧米式の食事は悪くありません。実は肉、卵、牛乳を多く摂取するようになって脳卒中が減り、１９７５年には平均寿命も延びて、男性が72歳、女性が77歳と、欧米並みの70代になったのです。

さらに、発症者数で見ると79％が脳梗塞で、脳内出血は17％です。血圧を下げる薬、降圧剤には脳梗塞を起こす副作用があります。今は高血圧よりも、無理に血圧を下げることの方がこわいのです。

Q9 高血圧と高齢者の認知症や、女性や小児との関係はどのようなものですか？

A 高齢者で血圧が高い人は自立度が高いのです。妊婦や小児は降圧剤は禁忌です

ひと口に認知症といっても、その原因はさまざまです。よく知られたアルツハイマー型のほかにも、ルビー小体や微小脳梗塞など、認知症の原因は多くあります。アルツハ

イマー病は、第三の糖尿病といわれており、高血糖と関係が深いとされています。血糖値の高い人は血圧も上がりますから、糖尿病の人では血圧とアルツハイマー病の注意も必要ですが、血糖値の管理が最も大切です。

前述Q６の百寿者の調査で、血圧レベルと自立度を調べた研究をくわしく見てみましょう。血圧レベルは、収縮期血圧で90～１２４、１２５～１３９、１４０～１５５、１５６～２２０の４段階に分けられました。自立度は、食事、車椅子からベッドへの移動、整容、トイレ動作、入浴、歩行、階段昇降、着替え、排便コントロール、排尿コントロールの10項目が各10点満点、合計１００点満点で質問に答える方式のBarthel Index（バーセル指数）が使われました。結果は、血圧レベルの上昇に伴って、自立度が上がっていたのです。最も自立度が高かったのは、収縮期血圧が１５６～２２０の群で、60点近くありました。加齢に伴って血圧が上がることは元気な証拠ということです。

女性では高血圧を伴う妊娠中毒症がありますが、降圧剤のＡＲＢとＡＣＥ阻害剤を使用してはいけません。胎児・新生児死亡、羊水過少症、胎児・新生児の低血圧、腎不全、高カリウム血症、頭蓋の形成不全、羊水過少症によると推測される四肢の拘縮、脳と頭蓋顔面の奇形、肺の発育形成不全等があらわれたとの報告があります。医薬品医療機器総合機構は、2011～13年度に、妊婦12人と胎児16人に63件の副作用が確認され、胎児の死亡例が2件あったと報告しています（読売新聞2014年9月15日）。小児では、腎機能障害を悪化させたり、高血清カリウムを引き起こす恐れがあります。

Q10 高血圧と疾患との関係は？

A 本当の高血圧では、別の疾患が原因であったり、心血管系の肥大が見られたりします

高血圧によって心血管系の肥大や機能低下を起こす場合と、何らかの疾患があって血圧が上がる場合との2種類があります。

WHOの1962年ガイドラインが明確に示しているように、血圧が高くなり、心臓

や血管の壁が厚くなれば、注意しなければなりません（表1※P29参照）。

診察、放射線、超音波、心電図で確認しますが、そのまま放置すると、今度は血液循環や呼吸などの機能障害が起こってきます。

逆に、ある病気が原因で血圧が上がることもよく知られています。閉鎖不全弁膜症や慢性貧血、甲状腺機能亢進症、動脈狭窄、一側性腎疾患、内分泌症候群（クッシング病）、交感神経腫瘍、副腎皮質腫瘍（原発性アルドステロン症）、妊娠中毒、びまん性腎症などがあります。

腎臓の病気では、腎臓での血液濾過機能が低下して、この代償機能として血圧が上がってくることがあります。また糖尿病では、血液中の血糖値が上がるとそれを薄めるために血管内に水分が入ってきて、そのために血圧が上がります。

この場合、糖尿病の管理をきちんとやれば血糖値が下がり、水分も出て、血圧は元に戻ります。この点からも、前述のように自分の健康記録をきちんととっておけば、血圧が上がって何かが起こったのか、何かの病気が先にあってそこから血圧が上がったのかが把握できます。

また、薬の副作用も血圧に関係してきます。他の病気でどういう薬を服用していて血圧が上がったとか、処方されていた薬を記録することも大切です。

血圧を上げる薬としては、風邪薬や抗うつ剤があります。交感神経の緊張を高めたり、尿を抑えてうっ血状態にさせたりするために血圧が上がります。薬を服用した際には、肝機能や皮膚の様子とともに、必ず血圧の変化も測っておくようにしましょう。

Q11 高血圧は結局、つくられた病気なのですか？

A 基準を下げて患者を増やした歴史があります

健診で指摘される高血圧には、症状や機能的変化が伴いません。ただ血圧が高いだけで、加齢による正常な変化という場合が大部分なのです。

しかし、血圧の基準値によって高血圧とされる人数は大きく異なります。

たとえば日本人間ドック学会の新しい基準を超える人は20〜79歳で８６０万人（９%）、私の男女別・年齢別基準を超える人は５７０万人（６%）、そして１９８３年の老人基本健診の要医療の基準に該当する方は１９０万人（２%）という推計になります。

ところがこれがいまの特定健診の基準ですと、受診勧奨の方は１５３０万人（16%）と、老人基本健診の要医療の８倍近くになるのです。基準が変わると、これくらい患者が増えるわけです。人数では１３００万人以上の高血圧患者が作られたことになります。

さらに日本高血圧学会の２０００年の降圧目標ですと２６７０万人、２００４年と２００９年の降圧目標では２８６０万人となります。欧米の２０１３年の改革（黒船）に恐れをなして、少し「お茶を濁す」変更をしたのですが、２０１４年ガイドラインでも降圧目標を超える人数は１５３０万人（16%）です。

ＪＳＨ２０１９は最悪の基準で、欧米のガイドラインに比べればかなり厳しい基準です。たとえば74歳以下の降圧目標は収縮期血圧１３０未満／拡張期血圧80未満ですが、２０１４年の米国ＪＮＣ８では60歳以上で収縮期血圧１５０まで正常ですからね。降圧目標値を超える成人は４０００万人（39%）と推計されるのです。

特許切れの影響もあり、降圧剤のプロパガンダが一段落して、降圧剤の売上げは落ちているのですが、日本ではいまだに厚労省の令和元年国民健康・栄養調査では、60歳代で36・1％、70歳以上では51・7％の人が降圧剤を飲まされています。加齢に伴う血圧の上昇は健康な変化なのですが、年齢を無視した基準により高齢者の過半数が高血圧にされているのです。しかも、高齢者に対して「脳梗塞の恐れなどがあるので、慎重投与」とされている降圧剤が、高齢者が開業医の利益のために使われているのです。

Q12 血圧のことについていろいろなことを相談できる、かかりつけ医は必要ですか？

A かかりつけ医になれる医師を日本で見つけるのは難しいです

かなり難しいのではないでしょうか。日本の医師はだいたい専門領域しか診る能力がありません。医師国家試験を受けるまでは全般的な勉強をしますが、そのあとは選んだ専門以外の勉強はしません。しかも、医師免許は取得後は更新がありませんから、専門分野以外の勉強をする必要がないのです。さらに問題なのは、医療の高度化と分化です。もう内科医はいません。呼吸器科医もいません。肺がんの専門医はいても、喘息に対しては素人なのです。他の分野でも同様です。

欧米にはfamily medicineという小児科の大人版のような領域があり、すべてのプライマリケア、病気の初期症状をチェックできる教育課程や免許があります。日本には、小児科以外に、かかりつけ医になれる医師がそもそもいないというのが現実です。

第2章

薬を売るために高血圧がつくられた！

降圧剤開発競争

Q13 そもそも降圧剤は必要なのでしょうか？

A 降圧剤が役立つのは、心血管系の肥大と機能低下が診断された時だけです

高血圧と薬との関係については、ＷＨＯの１９６２年のガイドライン（既出）で明確にいわれているとおり、血圧が高いだけの状態（Stage1）ではまったくいらないどころか使ってはいけない、血管や心臓の肥大状態（Stage2）でも一時的にならば使ってよいが、その症状が治ればもちろんすぐにやめるべきである、そして使い続けてよいのは心臓や呼吸の機能低下状態（Stage3）である、ということになります。血圧が高いから薬を使うという短絡的なことではなく、まずその原因を特定して根本的な治療をするべきです。血圧が高いことで症状、生活上の機能低下が起こっていたら、血圧を下げるために薬を使うのだ、ということなのです。

「予防する」ために薬が使われることがあってはならない。これが高血圧マフィアが暗躍する前のWHOガイドラインの基本的な考えです。

「降圧剤治療は一生続けなければいけない」と製薬企業がアピールしているようですが、降圧剤には命にかかわる副作用があるので、WHOの1962年ガイドラインが教えているように、使用するとしても一時的にすべきなのです。すでに飲まされている人も、入浴後や就寝前に血圧が基準以下に下がるようなら、注意深く減薬や中止することができます。降圧剤は副腎皮質ホルモンや麻薬のようなもので、一度に止めると禁断症状が出ることがあります。つまり、降圧剤により抑えられていた血圧が一気に上昇する危険性があるのです。まずは、半量または隔日服薬にしましょう。少し血圧が上がるかもしれませんが、本当の高血圧でなければ、数カ月で元の血圧に戻ります。その時を待って、全量を中止します。やはり少し血圧が上がるかもしれませんが、数カ月すると元の血圧に戻るでしょう。数種類の降圧剤を飲んでいるなら、1剤ごとに減量していきましょう。ただし、減量途中で収縮期血圧が185を超える時には、元に戻してください。

Q14 降圧剤にはどのような開発の経緯があるのですか？

A 1980年代から降圧剤の販売競争が激化しました。最近は特許切れを迎えています

おもな種類別に、降圧剤が初めて登場したときの製品名と登場した年（カッコ内）を以下に記します。

(1)末梢性交感神経抑制薬　レセルピン（1954年）
(2)血管拡張薬　アプレゾリン（1954年）
(3)サイアザイド系利尿薬　ダイクロトライド（1958年）
(4)交感神経末端遮断薬　イスメリン（1960年）
(5)中枢性交感神経抑制薬　アルドメット（1962年）

⑹Ｋ保持性利尿薬　アルダクトンＡ（１９６３年）
⑺ループ系利尿薬　ラシックス（１９６５年）
⑻β遮断薬　インデラル（１９６６年）
⑼Ｃａ拮抗薬　ヘルベッサー（１９７４年）
⑽α遮断薬　ミニプレス（１９８１年）
⑾ＡＣＥ阻害薬　カプトリル（１９８２年）
⑿ＡＲＢ　ニューロタン（１９９８年）

利尿薬は血液中の水分を腎臓から尿として排泄させるはたらきをします。またβブロッカーは交感神経のβ受容体のはたらきを抑え、ＡＣＥ阻害薬とＡＲＢはアンジオテンシンという、「腎臓でのナトリウムと水分の再吸収を増加させる」物質の合成や作用を抑えます。

１９５４年頃より１９６６年にかけて、交感神経を抑えてリラックスさせたり、血管を拡張したり、血液中の水分を外に出したりする効果のある薬が開発されてきました。これらは一時的に緊張状態を緩めるなどあくまで対症療法的に使われるものでした。

これらに加えて１９７４年、Ｃａ（カルシウム）拮抗薬が出てきました。これは血管拡張剤の一種で、血管でのカルシウムのはたらきを抑えるものです。ここから本格的に血圧を上げる生理学的メカニズムに基づいて血管やホルモンを治療する薬、いわゆる降圧剤が登場してきます。

ですが降圧剤は今でも対症療法的に、「血圧が高いから血圧を下げる」ために使われるという意味で、変わっていないのが実状です。

血圧の薬が多く出てくるのに伴い、製薬企業の売り上げ競争も激化してきます。薬がまず先にできて、それを売りまくるための動きが盛んになるのです。

欧米でのそうした活動は、２００３年まで続きました。たとえばコレステロールを下げるスタチンという薬がありますが、これは実は５００人に１人しかいない遺伝病の人たちのための薬でした。製薬企業はそれだともうけが少ないので、高脂血症という病気を作り上げ、そちらの治療に売るようになったのです。ちなみに、本物の高脂血症（家族性高コレステロール血症）を見つけた研究者はノーベル賞を受賞しています。

これがいわゆる大型薬といわれるものです。最初は特定の病気の人たちに向けて作るが、それでは商業的にうまみがないので、違う用途を作り上げることがくり返されているのです。

ところが、この薬でコレステロールを下げても病気を予防できないことが、欧米で医療改革の起こった２００４年以降に計画された臨床試験でわかりました。従来必要とされてきた糖尿病、大動脈狭窄症、心不全、血液透析、脳卒中、心筋梗塞、家族性高コレステロール血症などの患者に対しても、すべて「効果なし」という結果になっています。

また、家族性高脂血症については、遺伝子解析の結果、95種類の遺伝子異常の中で心筋梗塞に関係するのは14種類で、81種類はコレステロールや中性脂肪が高くても心筋梗塞などに関係していなかったのです。この14種類の異常のある人でさえコレステロールを下げても心筋梗塞を予防できないことが臨床試験でわかっていますので、血液凝固などの遺伝子異常を同時に持った人で、これが本当の原因だろうと推定されるようになっています。

コレステロールは、いまや遺伝病の可能性を調べるための検査になり、ＬＤＬコレステロールの診断基準は１９０㎎／dℓ（総コレステロールで２７０㎎／dℓ相当）になりました。また、米国心臓病学会２０１３年のガイドラインで低下治療目標は廃止され、

「下げても予防効果がない」ことを認めることになったのです。要するに、薬が開発される前の状態に戻ったわけです。

降圧剤もこれと同様に、高血圧による心臓や血管の肥大や機能低下を緩和するために作られたのですが、製薬企業としてはそれだけでは対象者が少ないので、血圧の診断基準を下げて、より多くの人を高血圧にしてしまおうと画策し、みごとに売り上げを伸ばしてきたのです。

Q15 降圧目標値を達成するために複数の薬剤を併用することが多いのはなぜですか？

A 原因を取り除かずに血圧を下げようとするからです

加齢によって血圧が上がることは、身体にとって必要なことです。なので、原因を取り除かない限り、数カ月では下がりません。また原因を本当に取り除かないうちに、降圧剤による対症療法で血圧を下げても、肝心の原因は残っていますから、血圧はどうしても上がってきます。

これは抗生物質に菌が耐性を持ち、効かなくなるということとはまったく別の話で、血圧を上げることが身体にとって必要だから――脳に酸素と栄養を運び、腎臓から尿を出さなければいけないからです。

このような状態を日本高血圧学会の「治療ガイドライン」ＪＳＨ２０１９では「治療抵抗性」と呼んでいますが、患者には失礼なことです。原因を取り除かずに血圧を下げても、身体は必要に迫られてまた血圧を上げてくるだけのことであり、根本的な治療にはならないのです。

その結果、薬の量を増やし、一時的に下がるけれども、身体が必要とするから再び血圧は上がってきます。そこで今度は量を倍にしたり、薬の種類を最大４種類まで増やす。そうすると結局１つの薬の必要最小量に対して倍の量を出しますから、４種類で８倍になります。

１剤の標準量だけでも死亡率を高めているのに、増量、かつ４種類を使うようにと、日本高血圧学会は極めて危険な指導をしているわけです。

Q16 降圧剤は製薬企業にとり、経済的・臨床価値的にどれほど重要な存在なのでしょう？

A 世界的には減少しているビジネスですが、日本での降圧医療費は変わっていません

日本における高血圧治療の薬剤費は、血圧降下剤と血管拡張剤を合わせて、2012年度は年間で8762億円の売り上げで、これは医薬品全体（9兆7941億円）の9％で、疾患別ではトップでした。その後、降圧剤は特許切れでジェネリックが多くなり、2021年の売上げは4276億円と半減し、医薬品全体の3・5％となっていま

す（厚生労働省 令和3年度 医薬品薬効中分類生産・輸入金額）。

この結果、降圧剤の売上げランキングが軒並み下がり、代わって新型コロナのワクチンと抗ウイルス薬、抗がん剤、抗凝固剤の売上げが中心になってきています。多くの製薬企業は降圧剤ビジネスから遠ざかりつつあるのです。

しかし、日本の医療費では、高血圧治療の診療報酬と患者数は減少しておらず、2012年の1兆8千億円から2021年の1兆5千億円と微減程度で、内科系開業医にとっての大きな収入源になっています（厚生労働省大臣官房統計情報部編 令和2年度国民医療費）。

一方、欧米に目を転じてみますと、2004年には医師・研究者と製薬企業との癒着に対してさまざまな批判が起こり、そうした動きを規制するさまざまな法令や条例を生むという大改革が起こりました。その効果で、2013年にはそれまでの厳しすぎる基準が破壊的に改革され、ようやくまともな診療へと戻り始めました。

Q17 日本で多くの「降圧剤」関連の事件が起きてきた理由は何ですか？

A 他社との差別化、薬価の高い時に売り抜き、特許期限前に売りさばくからです

すでに報道されていますからご存じだと思いますが、ノバルティスファーマ社のARB降圧剤ディオバンの追加的効能に関する論文はねつ造の疑いで元社員が逮捕され、法人も起訴されました。また、タケダのARB降圧剤ブロプレスが長期使用でCa（カルシウム）拮抗剤に比べて良い効果を示す「ゴールデン・クロス」と表現し営業資料もねつ造であることが判明して謝罪会見が行われました。

降圧剤の売り上げを医療費の面から見ると、ここ数年、日本における降圧剤の売り上げ額は下がってきていることは事実です。とはいえ、降圧剤は競合品が多く、販売競争が激しいことには変わりありません。

また世界的に見て、ＥＵの治験厳格化に象徴されるように開発費が増えてきており、新薬が作られにくくなりました。現に製薬企業は、ある程度経営統合しないと生き残れない状態になっています。そんななか、製薬企業は特許期限内に開発費を回収しなければならず、時間との闘いがさらに加わってきます。

日本では新薬開発から20年、最大25年という特許期間内でも、毎年薬価が下げられていきます。特許が切れれば後発品がドッと出てきますから、さらに一気に下がります。よって、早く売らなければいけない。製薬企業には、そういう焦りがあるわけですね。

Q18 降圧剤の販売競争はどのような熾烈さなのでしょうか？

A 医師への利益供与額は売り上げの0・1％にすぎないのです

製薬企業が医療関係者に提供している資金は、2012年度だけでも4736億円です（毎日新聞2013年12月3日）。これは、最終的にわれわれ医療消費者への負担としてまわってくるのです。

ノバルティスファーマ事件やタケダの事件は、降圧剤市場が魅力的市場であるがゆえに起こりました。ノ社の場合はわかっているだけでも全部で10億円あまりのお金が動いています。タケダの場合は37億円あまりです。これだけのお金を一社員だけで動かせるはずはありません。

裏を返せばそれだけ競争が熾烈であるということですね。10億円といっても、売り上げは年間１０００億円レベルなわけですから。それが10年なら１兆円ビジネスで、利益供与の額はたかだか０・１％にすぎません。米国がサンシャイン条項を法律で定めて、利益相反があれば何千円のレベルでもきちんと申告することを強いているのとは、大きな違いです。

「利益相反」は聞きなれない言葉ですが、医師が患者のために仕事をすべきなのに、自分の経済的な利益を優先することで、英語ではconflict of interest（ＣＯＩ）と呼ばれます。

いまや、一般の方でもインターネットで欧米の情報にアクセスすることが可能な時代です。自分の病気に関する情報は、自分から情報源に積極的にアクセスし、調べる姿勢が大事です。

もちろん情報を見分ける能力は必要ですが、自分の持っているデータと合うものを信用することも大事です。雑多な情報を調べているうちに、「何かおかしいな」ということがわかってきます。

Q19 高血圧の薬物療法が本当に有効かどうか、判断することはなぜ大切なのですか？

A 降圧剤は血圧を下げるだけの効能しかありません。脳梗塞などを増やして死亡率を高めている報告があります

降圧剤が「いる／いらない」の判断基準は非常に重要です。くり返しますが、WHOの1962年ガイドラインによれば、血圧が高いだけで何の器質的変化や機能低下がないのなら基本的に薬物はいりません。特に加齢によって血圧が上がっているだけならまったく不要です。

それが今の日本の医療現場では、「本態性高血圧」として原因を調べることなく、単に血圧を下げる「だけ」のために、薬による治療が行われています。これはまさに熱があるから解熱剤を出すのと同じです。

熱が出るのも理由があります。たとえばウイルス感染した場合、「ウイルスが熱に弱

い」ことを人間の身体は知っています。そこで、熱を上げてウイルスをやっつけようとするわけです。それを抗菌剤や副腎皮質ホルモンなしに熱だけ下げようとすれば、ウイルスが繁殖して病状はかえって悪化してしまいます。

もちろん、まったく降圧剤が不要であるということではありません。心肥大など臓器の形態変形や、心不全や呼吸不全などの機能障害があり、それらの原因が高血圧であることをきちんと立証した上でなら、当然一時的に血圧を下げる必要がありますから、降圧剤は正しい選択となります。

Q20 2009年に出された「日本高血圧学会治療ガイドライン改定案への意見書」についてお聞かせください

A 字句の修正はされましたが内容の根本的な修正意見はすべて無視されました

日本高血圧学会のガイドライン、JSH2009の改定案は、高血圧の専門家、数百人により、5年の歳月をかけてつくられました。

この案は、わずか10日間だけ学会ホームページに公開され、意見を受け付けました。そこで私は医薬ビジランスセンターの浜六郎先生とともに、改定案の問題点を指摘し、具体的な修正案を添え、署名付きで提出しました。私は高齢者の高血圧について、そして浜先生は薬害についての問題指摘が主でした。

後日確認したところ、私達が意見書で指摘した誤字脱字、引用ミスは全部直っていました。ですから私たちの意見書は読まれたということになります。ところが肝心の内容の根本的な修正意見はすべて無視されたのです（私の意見の内容については第6章でふれます）。

米国ではサンシャイン条項に象徴されるように、基準を作成する専門家と製薬企業との間の利益相反を排して透明性遵守を法令化し、違反者には罰金を科すこととしました。そして世界中の良心ある医師や研究者たちが、これまでも自ら声を上げて問題提起を行い、それに関する論文や著書を多く発表しています。

これだけ世界の基準の流れが変わり、外圧がかかっているにもかかわらず、いまだに中途半端なガイドラインでお茶を濁す日本高血圧学会のあり方には大きな憤りを感じます。そもそも日本の医療は公的医療で、税金も使われているわけですから、欧米のように国が責任を持ってガイドラインを作るべきなのです。自己利益を中心的にする臨床学会の暴走を放置しているのは、国の無作為責任です。

第3章

降圧剤は効くのか？その問題点は？

降圧剤の仕組みとリスク

Q21 降圧剤に副作用はありますか？

A 他の薬剤に比べても副作用が多いです

降圧剤の中でもARBという種類の薬に関して、製薬企業が熾烈な競争を行っています。ARBは降圧剤の中で最も高価で、かつ最も副作用が多く、そんな薬を売らなければならないのは大変です。特許が切れて後発医薬品が出ていますので、まさにここが最後の売りどきです。

ARBに限らず、降圧剤は他の薬剤に比べても副作用が多いほうです。いわゆる「よい薬」であれば、普通は副作用が数％なのですが、ARBの場合は十数％から20％くらい。検査異常も含めれば30％という割合です。3人に1人は何らかの副作用が出ると考えてよいと思います。

問題は、その副作用に脳梗塞など命にかかわるものが多いことです。私の周囲でも、降圧剤の副作用により転倒事故その後に脳梗塞で死亡、風呂場での水死、車を運転中の一過性脳梗塞など、命を落としたり、落としそうになった事例は多くあります。脳梗塞まで至らなくとも一過性脳梗塞（ＴＩＡ）により、脳に酸素や栄養が届かなかったり、血管が詰まることで転倒を引き起こしたりすることが多くあります。

突然死された方の周囲に「血圧を下げるお薬を飲んでおられませんでしたか？」と聞いてみると、「そうだったかもしれない」と答えられることが多くあります。

人間は血圧なしでは生きられません。特に高齢者の場合、ある程度血圧が高くないと全身に血液が回らないようになっています。それを、原因も調べずに薬で下げようとするのは、やはり危険です。

Q22 降圧剤のリスク調査とその結果は、どのようなものでしたか？

A 血圧が高い群で総死亡率が高まるのは降圧治療が原因でした

血圧と死亡率の関係について、神奈川県伊勢原市と福島県郡山市のコホート研究（集団を追跡する研究）についてお話しします。

伊勢原市の男女約2万7千人を約10年追跡して、血圧レベルと死亡率および平均血圧と総死亡率（すべての原因による死亡率）の関係を調べました（医療情報学2008;28:125）。図3のように、血圧が高いと総死亡率が高くなるように見えます。しかし男女それぞれを年代別にすると、死亡率が高まるのは、低血圧と収縮期160以上のみであることがわかります（図4-1、図4-2※P86参照）。英国での降圧剤使用基準（収縮期160以上）と一致しています（Q36※P128参照）。

図3　血圧レベルと総死亡率（男女別）

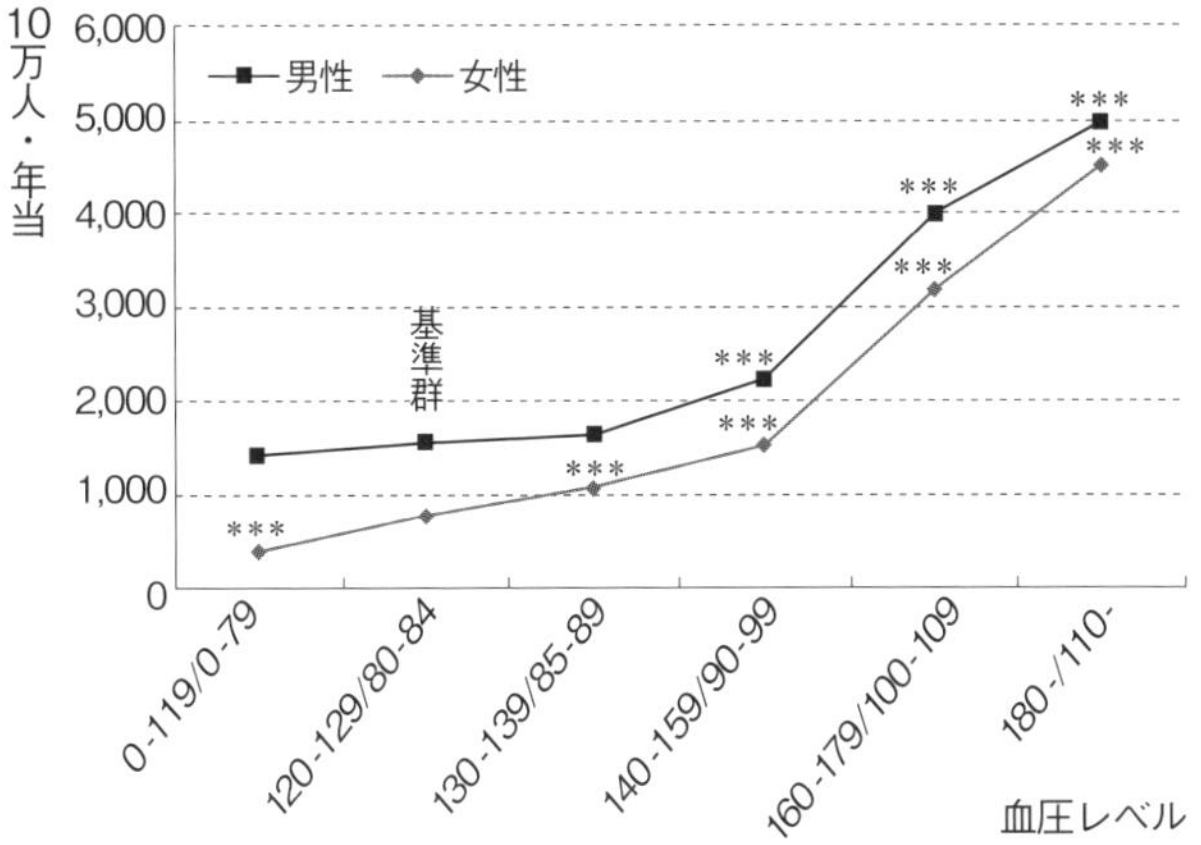

（*: p＜0.05, **: p＜0.01, ***: p＜0.001）

郡山市では、男性1万4451人、女性2万6822人を対象に、収縮期血圧120未満／拡張期血圧80未満から、収縮期血圧180以上／拡張期血圧110以上までの6段階に分け、降圧治療のリスクを研究しました（図5※P87参照）。治療に対するハザード比は、収縮期血圧159、拡張期血圧99までのハザード比が、ほぼ1・0でした（対象の平均年齢56〜64歳）。ハザード比とは危険度のことで、1よりも大きいほど死亡率が高いことを示します。ですから1・0の意味は、降圧治療の死亡リスクはそう問題にならない、すなわち降圧剤には「効能も副作用もない」ということです。

図4-1　血圧レベルと総死亡率（男性年齢別）

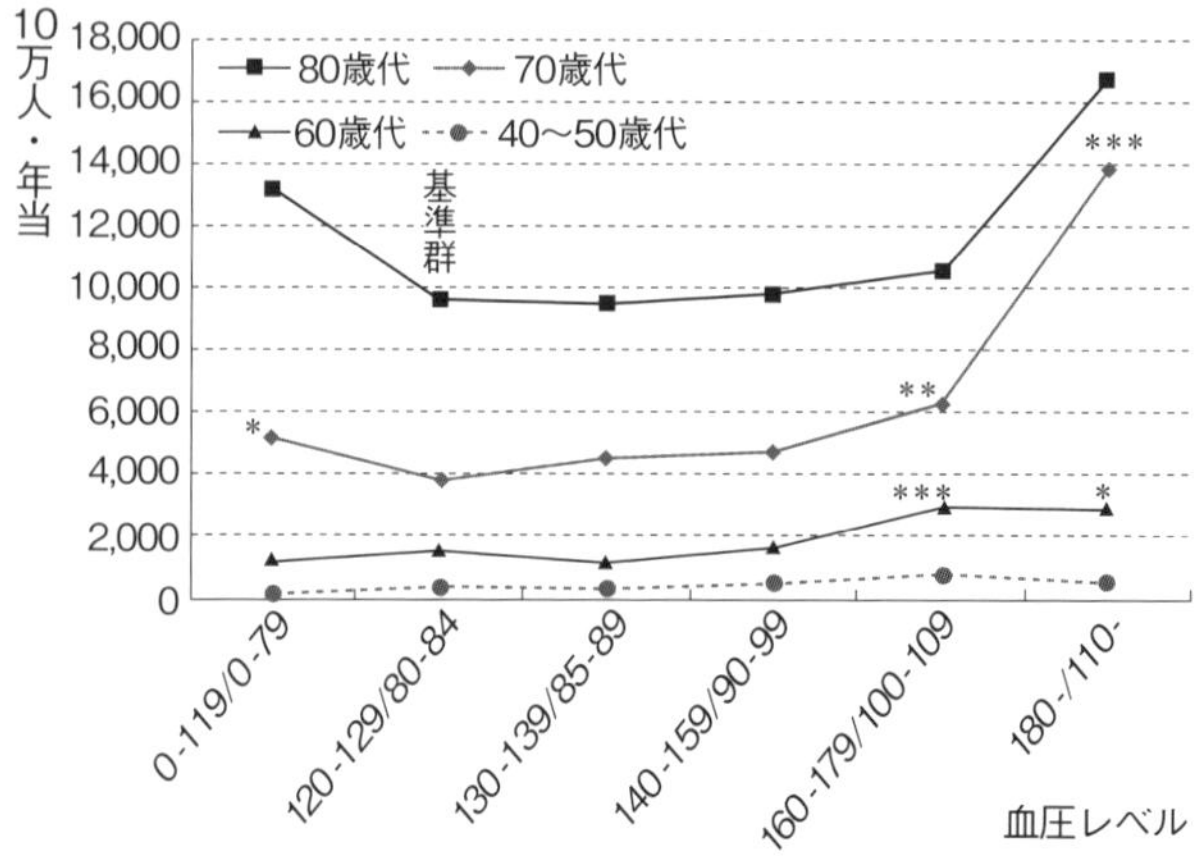

（*: p<0.05, **: p<0.01, ***: p<0.001）

図4-2　血圧レベルと総死亡率（女性年齢別）

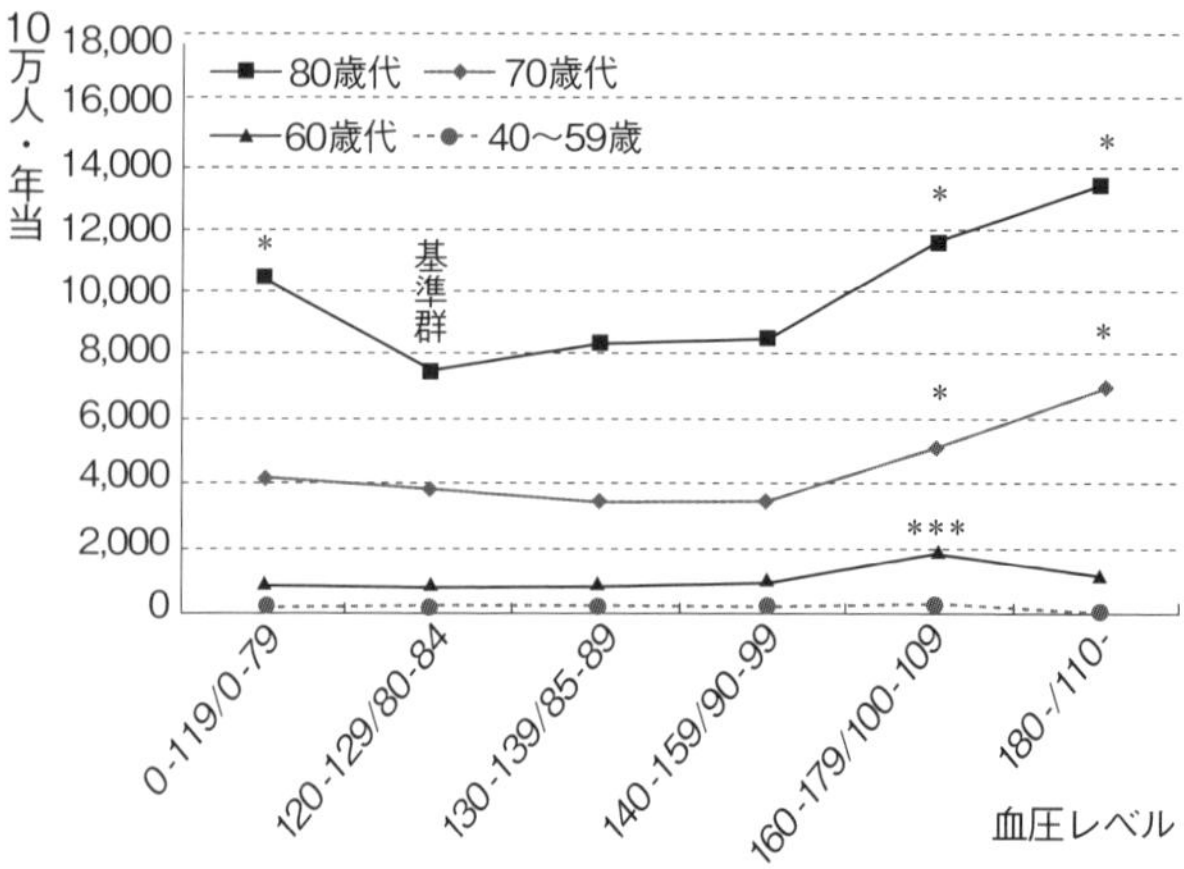

（*: p<0.05, **: p<0.01, ***: p<0.001）

図5　高血圧より降圧治療が死亡リスクになっていた！

福島県郡山市の男性14,451人、女性26,822人（平均年齢62歳）を約6年間追跡

治療に対するハザード比（性別、年齢を調整）
（ハザード比が１より大きい場合は治療している方が死亡率が高いことを示す）

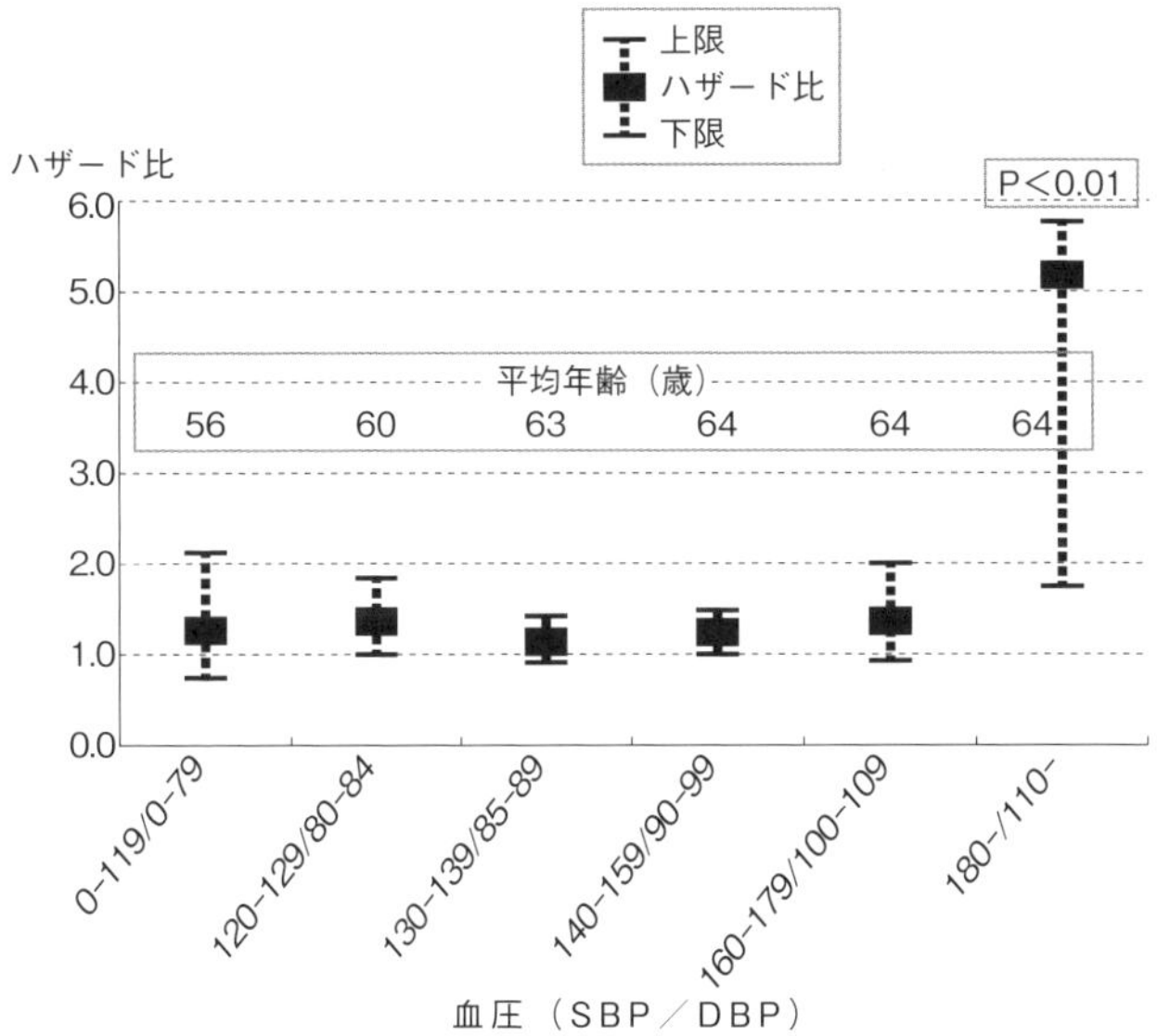

（大節陽一：医療情報学2008;28:125-137）

それが収縮期１８０以上、拡張期１１０以上になると、ハザード比が一気に5以上になっていました（対象の平均年齢64歳）。収縮期１８０以上ある人が降圧剤を使うと、使わない人と比較して死亡率が約5倍高まっていたのです。この群の詳しい解析で、収縮期血圧が20以上下がった人では死亡率が10倍となっていたのです。これは、Ｑ24で説明する塩野義製薬の治験（ＪＡＴＯＳ）と一致しています。

また、高血圧治療をしていない40～80代の人を対象に解析すると、収縮期血圧１１９以下／拡張期血圧79以下を基準にすると、どの血圧群であっても総死亡率は統計的に同じでした。このことから、降圧治療をしなければ血圧と総死亡率の関係は生まれない、すなわち「血圧が高くなっても総死亡率が高くなることはない」ことになります。

Q23 医学グラフの作り方により、見え方も違ってくるのですね？

A 男女別・年齢別が基本です。特定の疾患ではなく、総死亡率が重要です

前の回答の図3のように、年齢別にせず、全部一緒にして血圧と死亡率の相関を見れば、血圧が高いほうが死亡率は高いように見えてしまいます。これは当然のことで、高齢者ほど血圧は高く、血圧の高いところには高齢者が多く含まれているからです。

たとえば白髪の人、皮膚が硬い人、老眼の人ほど死亡率は上がりますが、それは高齢であるほど白髪になり、皮膚は硬くなり、老眼になるからで、血圧もこれらと同様であるといえます。それを図4-1、図4-2のように年齢別にすると、ある血圧の範囲では死亡率がほぼ一定であることがわかります。

日本高血圧学会のガイドラインは、総死亡率ではなく心血管系疾患だけを対象とした

研究結果を引用したり、統計処理の最終結果ではなく中間結果を使ったりして、自分たちに都合のいい結果だけを使うやり方をしています。引用されている元の論文や、引用されなかった多くの論文を読めば問題に気づくのですが、臨床医は忙しいので、ガイドラインの結論だけを見てだまされてしまうのです。

Q24 降圧剤のリスク調査には他にどのようなものがありましたか?

A 製薬企業が行った研究でも、強い降圧治療で死亡率が1・4倍でした

降圧剤の中で、ARBが開発される前に最もよく使われていたCa(カルシウム)拮抗剤があります。このCa拮抗剤が市販された後、「高齢者高血圧治療に関する大規模臨床試験」(The Japanese Trial to Assess Optimal Systolic Blood Pressure in Elderly

Hypertensive Patients：JATOS） という興味深い調査が日本で行われました。

ＪＡＴＯＳは、65〜85歳で血圧が収縮期血圧１６０を超える４４１８人の方々を対象とした無作為化試験です。

ＪＡＴＯＳのやり方は以下のとおりです。
・くじ引きでＡ群（２２１２人）、Ｂ群（２２０６人）の２グループに分けた。
・Ａ群は降圧目標を高血圧ガイドラインに合わせて１４０未満へ大きく血圧を下げ、Ｂ群は降圧目標を１４０〜１５９と、少しだけ血圧を下げるようにした。
この２グループを２年間追跡調査しました。結果は、Ａ群では２人が脳梗塞で死亡し、Ｂ群では死亡者がゼロでした。さらに総死亡率では、Ａ群がＢ群に比べて１・４倍も上がっているという結果になったのです。

統計処理をするまでもなく、収縮期血圧を20以上下げることが危険であることは明らかです。ところが、製薬企業と関係した医師は「統計的に有意な差はないので、高齢者でも厳格な降圧が必要」という説明をしているのです。

この調査は結局、２年で打ち切られてしまいました。このまま続けていては統計学的に明らかな差に達してしまうと恐れを感じたのでしょう。

Q25 医師から降圧剤をすすめられたら、どうすればよいですか？

A 降圧剤という異物を飲み込む前にすることがあります

薬は人工的に作られた異物です。絶対に一度は添付文書を読まないといけない、それくらい怖いものです。

医師の言うことを何でも鵜呑みにするのではなく、「血圧が高い原因は何ですか？」と聞いてみましょう。医師が心電図検査、超音波検査、X線検査などをしないで「本態性高血圧です」と答えた場合は、加齢に伴う正常な変化がほとんどです。医師の診断基準を疑ってみましょう。

Q7（※P46参照）の回答のように「ちょっと待ってください、家で血圧を測ってきます」「過去の履歴をグラフにして持ってきます」「その薬の薬品添付文書を読んでみます」と伝えてください。

日本では大学医学部を出ると、最短24歳で医師免許を取得できます。そして2年研修すると、26歳で独り立ちした医師として診療できます。

しかし運転免許とは違い、医師免許は生涯更新がありません。日本高血圧学会のJSH2019による治療を、続けている医師は多いのです。

欧米が2013年に「破壊的改革」を成し遂げた背景に、EUの治験厳罰化や米国のサンシャイン条項といった法律の制定があったことは、すでにお話したとおりです。その一方、2000年から2019年まで、日本の高血圧ガイドラインの内容はほとんど変わっていないのです。

Q26 高血圧治療で、第一段階(生活習慣修正)から第二段階(降圧剤治療)開始への見極めはどこですか？

A 自分の血圧が上がり続けるかどうかです

日本高血圧学会ガイドライン２０１９版を見ると、Ⅰ度高血圧（収縮期１４０～１５９／拡張期90～99）から、血圧上昇の原因や個人の生活状況を調べずに降圧剤の適用となっており、降圧目標は74歳以下で１３０／80未満、75歳以上で１４０／90とされています。この目標達成のためには複数の降圧剤の処方をすすめています。

Ⅲ度高血圧（診察時：１８０以上／１１０以上）でも同じ降圧目標としています。つまり収縮期血圧では薬物で40～50㎜Hgもの低下をすすめているわけです。Q22（福島県郡山市住民追跡研究）とQ24（塩野義製薬による治験）で示したように、薬物で血圧を20㎜Hg以上下げると死亡率が高まるので、実におそろしいことです。

患者側で薬の必要性が簡単にわかる方法は、1日に何回も測って記録をつけることです。就寝前に下がるなら薬は不要です。

健診時の記録を毎年つけていき、血圧が年齢相応に毎年1㎜Hg程度上がるのは問題ありませんが、男女別・年齢別の基準範囲から3年連続で外れ、だんだん高くなっていく場合はよくない兆候です。原因を調べる精密検査を受けることをおすすめします。

しかしこの場合でも薬剤使用については医師とよく相談し、その薬の医薬品添付文書にも目を通しておくことが重要です。日本で市販されている薬の添付文書は、すべて検索・ダウンロードすることができます（「医薬品医療機器情報提供ホームページ」http://www.info.pmda.go.jp/）。ちなみに同文書は、薬局でもらえる医薬情報提供書とはまったく違うもので、多くの情報が記載されています。医薬品添付文書は医薬品としての認可のために提出された公文書なのです。この文書を無視して医薬品を売ると薬事法違反になります。

医薬品添付文書で患者さんが注目すべきは「効能」「相互作用」「副作用」の項です。

降圧剤はよく「脳出血を抑える」といわれていますが、どの医薬品添付文書を見ても、そのような効能は出ていません。たとえばディオバンの医薬品添付文書の「効能」欄には「高血圧症」の記述しかありません。つまり血圧を下げることにしか効能がない、ということです。

Q32（※P116参照）で詳しく説明しますが、ディオバンを製造販売するノバルティスファーマ社による事件では医薬品添付文書に、心臓病、糖尿病、腎臓病、脳卒中の効能を載せようと11億円以上を5大学に提供して降圧剤の効果に関する論文を欧米の著名な医学雑誌に載せましたが、2018年までにすべて撤回されました。その他の降圧剤を含めて、血圧を下げますが病気を予防したり治したりする薬効は認められていません。

Q27 降圧剤の投与を受けても血圧のコントロールが目標値に到達していない場合は、どうなるのですか？

A その薬は無効かもしれません

まずは、本当の高血圧かどうかを調べ直す必要があります。Q5（※P41参照）で説明したように、明確な原因により血圧が高くなっている場合には、降圧剤は無効です。また、加齢に伴い血圧が上昇するのは正常な変化です。正常な変化に対して降圧剤を使うと、一時的に下がりますが、脳や腎臓に必要な血液が届かなくなるので、しばらくすると血圧が上がって血流を元に戻そうとしてきます。

薬が効かないのであれば、その薬は不要であり、断薬すべきです。量を増減したり種類を増やしたりするのは邪道であり、ただちに薬をやめればよいだけです。なぜならその血圧上昇は加齢に伴い、身体に必要であることからきているのかもしれないし、その人にとってはもともと血圧上昇そのものが、それほど悪いことではないかもしれないのです。

ただ、降圧剤というのは「おもし」のようなものですから、たとえば4剤服用していたのを一度にやめてしまうと血圧が急上昇してしまいます。まずは1剤ずつ離脱していくことになります。

また、その際にも、全量ではなく、半量にしたり、隔日服用にして血圧を測定しましょう。離脱症状として若干、血圧が上昇しますが、数カ月かけて落ち着いたら、この1剤を離脱するようにします。

かつて高血圧では、脳血管が破裂して脳出血に至ることが恐れられていました。しかし栄養状態がよくなったいま、血管が破れて脳内出血になることよりも、降圧剤で血圧を無理に下げて起こる脳梗塞のほうがおそろしいのです。いま栄養状態の良い日本人で、日本高血圧学会や特定健診の基準を少々超えても命に影響が及ぼされることはほとんどありません。あわてる必要はまったくないのです。

それでも気になるのであれば、睡眠、運動、食事、飲酒などの生活習慣改善をやってみればよいでしょう。薬では副作用を避けられませんが、生活習慣改善にはその心配がありません。

第4章

高血圧マフィアと治療ガイドライン

EUの罰則、内部告発、サンシャイン条項、日米のねつ造事件

Q28 「高血圧マフィア」とはどのような人々なのですか？

A 売り上げと利益のためにうごめいていた組織や人々です

「マフィア」と聞くと、いささかドキッとしてしまいますね。『怖くて飲めない！』（レイ・モイニハン、アラン・カッセルズ共著　ヴィレッジブックス、２００６年）によれば、高血圧マフィアとは、血圧管理の目標をどんどん下げようとしているソートリーダーをさすそうです。「ソートリーダー」はthought leader。「実践的な先駆者としての指導者」とでも訳せるでしょうか。

医薬品の売り上げを伸ばそうと考える製薬企業、そしてさまざまな利益をそこから得ようとする関係者たちの複合体――そんな「高血圧マフィア」像が、ここから浮かび上がってきます。

〈あまりにも多くの人に高血圧のレッテルを貼って、高価な薬を処方しすぎているのではないか。診断も投薬も受けずにいるほうが、本人の健康にとっても、国の予算にとっても、ずっとよいことなのかもしれないのに〉（同書）。まさに、私の主張にピッタリあてはまる言葉だと思います。

またフランスの情報誌「ラ・レビュ・プレスクリル」の編集委員兼医師であるＫ・コップ氏によれば、すでにこの本でも何度か名前が出てきている世界保健機構（ＷＨＯ）も、この種の問題を抱えた組織であることがわかります。

ＷＨＯは１９４８年に創立された組織であり、国際連合に属し、公衆衛生分野では世界的に中枢を担う団体です。そしてここまで何回か取り上げたように、高血圧ガイドラインのような臨床ガイドラインも作成しています。

ＷＨＯは２０００年に大きな進路変更を行います。ある条件のもと、製薬企業など民間企業の職員を雇用することができることになったのです。ガイドラインには「民間企業からＷＨＯへの一時配置換えは許容される」と書かれています。この半民営化政策が是認されたおかげで、ＷＨＯは加盟国と巨大製薬企業のロビー活動の場になり、ＷＨＯは間接的にも直接的にも製薬産業からの圧力を受けるようになってきました。第１章で、1999年にWHOが、かなり基準値に問題のあるガイドラインを出してきたことについてふれました。1959年と1962年のガイドラインはWHOの単独で作られましたが、1999年以降のガイドラインは国際高血圧学会（International Society of Hypertension＝ISH）という怪しげな組織と共同になりました。この間のWHO内部事情の推移と、かなり符合していると思いませんか？

1999年、プレスクリル誌はWHO高血圧ガイドライン1999年版の評価を行い、その結果、WHOの推奨するガイドラインには欠陥があり、すでに発表されている信頼のおけるデータと矛盾するということがわかりました。コップ氏は1999年版WHOガイドラインが国際高血圧学会（ISH）とのパートナーシップのおかげで完成し、明らかに降圧剤メーカーの影響を受けて作成されたものであると指摘しています（『薬のチェックは命のチェックNo.25』医療ビジランスセンター2007年）。

コップ氏の意見に、私もまったく賛同します。WHOの活動には、その透明性や利害相反が問題とされる事例が数多く存在するのですが、高血圧ガイドラインはその代表例といえるのかもしれません。日本はこれまで、ガイドラインの基準値策定について、欧米における「動き」の多くを模倣してきました。そしてその模倣は、往々にして、悪いことは真似するけど、よいことは真似しない、という姿勢でした。

そんな姿勢を正した部分が垣間見られたのがＪＳＨ２０１４です。それでも、「改善」された部分はほんの少しで、ＪＳＨ２０１９では最悪の基準に戻ってしまいました。厚生労働省もノバルティスファーマ社の事件では、告発したのみで国によるガイドライン化などまったく動いていません。また、検察はノバルティスファーマ社に対する厚生労働省関係以外の告発をすべて却下し、武田薬品工業に対しては無視していますから、こちらからの改革も期待できません。

うかうかすると、日本はまたもや世界に20年遅れで置いてきぼりになり、国民が犠牲になる可能性があります。

Q29 2004年のEUでの治験条例罰則化(臨床試験指令)について教えてください

A 法制化されたことに、非常に大きな意義があります

「EU臨床試験指令」(以下、指令)は、2001年5月に公布され、EU加盟国は、この指令に従って各国の規制を2004年5月1日までに施行することが求められました。

医薬品を作って市場で新薬として販売するためには、いわゆる薬事法による承認を得る必要があり、そのために行われる臨床試験は「治験」と呼ばれます。

この指令は、かなり広いエリアをカバーする規制でした。適用される範囲が、治験だけでなく、人間を対象とする研究に関するあらゆる臨床試験だったからです。

新薬の製造・販売の承認のための、いわゆる商業目的の臨床研究だけでなく、すでに

承認されている薬の適用外使用、承認を得たものとは異なる剤型の追加情報を得るための臨床研究なども対象になりました。

指令にはファーマコビジランス、すなわち「薬剤監視」に関する記述もあります。「薬剤監視」とは、おもに市販後の医薬品の監視活動です。

臨床試験は、通常は効能を示すために行われます。しかし、たとえば新薬が潜在的に持っている危険な副作用について文書化し、安全性を報告することも重要で、すべての臨床試験には法律に従い、副作用について迅速かつ定期的に報告できるシステムが求められます。

重要なのは、研究者はスポンサーに、どのような重大な有害事象についても報告しなければならないこと。そしてスポンサーは、疑いのある予期しない重篤な副作用を、ただちに（英国であれば）医薬品・医療製品規制庁（ＭＨＲＡ）と倫理委員会に報告しなければいけません。

指令では、このような有害事象に関する情報を収集、検証、発表することで、詳細な手引きを作ることができるとしています。

ＥＵ加盟国の総人口４億人以上の安全性データが欧州の薬剤監視データベースに集積

されることで、臨床試験データから安全性を示すシグナルの早期発見が期待されています。

以上のように、この指令には適正製造規範や治験を実施するルールだけでなく、市販後の監視について一貫した体制整備を求め、ＥＵ域内の臨床試験データベースの構築をはかることが盛り込まれています。

指令ではこのほか治験の審査体制について倫理委員会の諮問と規制当局の許可という二重審査があること、そして未成年者や同意能力を欠く者の同意に関する要件など、（治験を）受ける方の保護にも重点が置かれています（BJOG2007; 114: 917）。

日本でも薬事法対象外の臨床研究をめぐり、データ改ざん問題が起こりましたが、同じようなことが欧米でも２００３年まで行われていたことは事実です。そういう行為がこの指令で「罰則」と明言、法制化されたことは、非常に大きな意義があると思います。

Q30 2004年に米国で起こった、医学会と製薬企業との不正な経済的結びつき（利益相反）告発の経緯について教えてください

A その後の「法律による透明性確保」のきっかけとなりました

2004年7月13日に、国立衛生研究所に属する米国政府コレステロール教育プログラム委員会（National Cholesterol Education Program:NCEP）が、コレステロール基準がそれまでよりも厳しくなったガイドラインを発表することになりました。

このガイドラインの基準値、さらに低いコレステロール値を得るために、心臓病リスクのある数百万人の米国人は、高価なスタチン薬を服用しなければならない事態に陥ったのです。

8月1日のWashington Postに掲載されたJ P・カシラー（Kassirer JP）氏（New England Journal of Medicine名誉編集委員長）の記事によれば、このときN C E Pには発表していない事実がありました。このガイドラインを作成した委員会メンバーのほとんどが、スタチン使用の増加から莫大な利益を得ることとなった製薬企業と利益相反があったのです。

事実をつかんだ批評家たちはただちに、この不正な関係について不満を表し、情報の開示を要求しました。そして数日のうちに、コレステロールに関するガイドラインのスポンサーが非常に尊重している米国国立衛生研究所（National Institutes of Health：NIH）、米国心臓協会（American Heart Association：AHA）および米国心臓病学会（American College of Cardiology：ACC）が、N C E Pのウェブサイト上で情報を開示したのです。

N C E Pでの利益相反は、実に広がっていました。ガイドラインを執筆した9人の委員会メンバーのうち、6人が企業から研究助成金か、謝礼金か、あるいはコンサルタント手数料を受け取っていました。提供したのはスタチンを販売する企業5社のうち少なくとも3社から、場合によっては5社すべて。供与を一切受けていないメンバーはただ

1人でした。

それからまもなく、ガイドラインをより信頼のおけるものにしようとする試みについての発表がなされました。それによれば、ガイドライン委員会の原案は複数の科学的評価の対象とされます。その評価メンバーはＮＣＥＰの35に及ぶ大手医療・公衆衛生関係の代表者、ボランティア、市民団体、そして連邦政府機関からなる協力団体です。その後、米国心臓協会（ＡＨＡ）や大学医学部循環器学など、科学的にかじ取りができる委員会による評価がなされることとなりました。

発表では「全部で約90人のレビュアーが草稿を精査した」と公的メッセージが示され、プロ業界のバイアスを心配する必要がないことを強調しています。

記事によれば、こうしたＮＣＥＰガイドライン委員会の「もつれ」は、業界関係者にありがちな、単なる一例にすぎません。たしかに、コレステロール研究を支援する団体は、存在するだけで利益相反に悩まされることとなります――どんなに善行を施す強い力を持っているとしても。

記事はさらに２００４年のはじめ、ＮＩＨの多くの科学者が、業界筋からの金銭授受に関する規制の免除を付与されていたこと、そして何人かのＮＩＨトップの研究者が利益供与を受け、このことが研究所ディレクターとしての意思決定に影響を与えた可能性を明らかにしました。

もしも医療機関が、臨床ポリシーを作るために利益相反のある専門家を継続して使用するのであれば、公共の信頼を損なうことになる。JP・カシラー氏はそう語っています。そして国民は、ほとんど理解できていないのに何かを決定しなければならない局面でも、信頼できて助けてくれる医療機関を必要としているのだ、とも。

この出来事は「サンシャイン条項」が生まれたきっかけともいえるわけで、その意義は実に大きいものがあります。事実これ以降、欧米の医学雑誌に論文を投稿する著者は経済的利益の情報開示が義務となりました。そして製薬企業から経済的利益を得ている医師や研究者は、政府委員会などに入れなくなったのです。

Q31 2010年3月、米国で制定された医療保険改革法の「サンシャイン条項」について教えてください

A 高血圧マフィアに、徹底的な打撃を与えました

「サンシャイン条項」は米国の医療制度改革法、いわゆるオバマケアの一部として制定されました。概要は次のとおりです。

・報告義務を負うのは製薬企業・医療機器メーカーなどの「支払い側」。
・報告対象となる「受け取り側」は医師・教育病院。
・報告対象となる行為は1回10ドル以上（あるいは1年間の総計が100ドル以上）の金品の供与。

・2013年8月1日以降の供与について報告を開始、2013年分のデータについては2014年9月30日に公開する。
・公開データには供与を受けた医師・施設名、金額、供与の種類（講演謝礼・コンサルト料・食事・旅費・寄付・特許料・配当等の別）が明記される。

（週刊医学会新聞2013年7月1日）

「サンシャイン条項」は、利益相反に関する行為を、「お天道様」のもとに正々堂々と明らかにしましょう、という趣旨から生まれたものです。

渡したお金は下限を設けて報告を義務づけ、政府が責任を持ってきちんと管理し、罰則も厳しい。結果として2013年のガイドラインが破壊的に改革されたわけですから、サンシャイン条項が降圧剤を取り巻く高血圧マフィアに、徹底的な打撃を与えたのはたしかです。

こうした結果、米国における降圧剤の売り上げシェアは、さらに落ちていくと思われます。高血圧マフィアの反発、逆襲も取りざたされていますが、あれだけ法律でしっかり固めてあれば、大丈夫でしょう。

これに対し、日本の「透明性ガイドライン」は、「企業活動と医療機関等の関係の透明性ガイドライン」が正式名称です。日本の製薬企業の加盟団体である日本製薬工業協会が作成した、加盟会社に対する身内のガイドラインという違いがあります（http://www.jpma.or.jp/about/basis/tomeisei/tomeiseigl.html日本製薬工業協会ホームページ）。情報は製薬企業が管理しているということですから、日米の違いは大きいですね。

日本高血圧学会の高血圧治療ガイドラインであるＪＳＨ２０１９にも利益相反（ＣＯＩ）に関する表記があります。役員報酬など（１００万円以上）、株式（１００万円以上または当該株式の５％以上保有）、特許使用料（１００万円以上）、講演料・原稿料（50万円以上）、研究費・助成金など（１００万円以上）、旅費・贈答品など（５万円以上）の項目を公開するとしています。しかしＪＳＨ２０１９では企業名だけが記されているだけでした。

「誰に・何の名目で・いくら払ったか」は、「透明性ガイドライン」のもと、各製薬企業が自社のウェブサイトなどで公開する方法をとっています。

２０１４年8月、ファイザー日本支社が、利益相反（「企業活動と医療機関等・患者団体との関係の透明性に関する指針」に基づく医療機関等ならびに患者団体に対する支払いデータ開示）をホームページで公開しました。さらに8月29日には武田薬品工業、第一三共、アステラス製薬、エーザイの4社が、2013年度に医療機関や医療関係者に提供した研究費や寄付金などをホームページで公開しています。しかし、ある医師の利益相反を調べるには、各製薬企業のHPで、各名目ごとに見ていく必要があります。

米国のUS Open Paymetsでは、医師の氏名を入力するとすべての製薬企業のすべての名目で支払われた金額が一覧表として表示され、時系列グラフなども表示されます。

米国に比べると、日本におけるこうした透明性の基準ややり方の違いも、甚だしいものがありますね。

Q32 ノバルティスファーマ社のディオバンに関する疑いについて教えてください

A 降圧剤の効能を広げようと、医師へ11億円の寄付金を提供して論文をねつ造しました

２０１２年、製薬企業ノバルティスファーマ社（以下、ノ社）のＡＲＢ降圧剤バルサルタン（商品名ディオバン）の論文で、本来は測定されないはずの血液データに疑念を抱いた1人の医師が、日本循環器学会に通報したことがすべての始まりでした。

バルサルタンの臨床試験が行われたのは２００２年の東京慈恵会医科大学に始まり、以後、京都府立医科大学、千葉大学、滋賀医科大学、そして名古屋大学の5施設で行われました。このうち最初に事件化されたのが京都府立医科大学です。「バルサルタンは糖尿病の高血圧患者の脳卒中などを予防する効果が大きかった」と結論づける内容でした。

ノ社はこれらの大学に、合計で11億３２９０万円を奨学寄附金の名目で、大学を通じて論文担当教授に渡していました。そして大学の臨床試験結果を同社の販売促進資材に使い、バルサルタンは累計で1兆円以上を売り上げるドル箱商品となっていたのです。

しかし冒頭の指摘を受けた日本循環器学会は２０１２年の年末、学会誌は京都府立医科大学の論文2本の撤回を決定。年明け早々には欧州心臓病学会誌も同大学の論文を撤回します。

同年7月に同大学、そして間をおかず東京慈恵会医科大学、そして10月には滋賀医科大学が、論文にデータ操作があったことを記者会見で謝罪。２０１４年1月にはいよいよ厚生労働省がノ社を虚偽広告による薬事法違反で東京地検に刑事告発するに至ります。

さらに7月には、京都府立医科大学の論文の臨床データを改ざんしたとして再逮捕されていた同社元社員と、法人としてのノ社を追起訴（虚偽広告という薬事法違反）しており、事件としてはひと区切りがついた感じとなっています（「毎日新聞」２０１４年6月2日、7月23日）。

このように、すでに市販されている降圧剤の効能を広げようと画策した罪を、同社は問われています。

しかしながらノ社の上層部の人たち、そして医師らに関しては、この事件への関与が疑われながらも、起訴されたのは同社の元社員だけでした。改ざん行為そのものを処罰する法律が存在せず、刑事事件として立件するには高いハードルがあったためです。

Q33 タケダのブロプレス「ゴールデン・クロス」問題について教えてください

A 自社の薬の優位性を宣伝するために、医師へ37億円の資金を提供した研究で営業資料をねつ造しました

ディオバンの場合と同じく、この問題のきっかけも1人の医師の疑念でした。2014年2月、京都大学病院の医師が、タケダのARB降圧剤カンデサルタン（商品名ブロプレス）の宣伝に使われている学会発表のグラフに対する疑問を学術誌で指摘したのです。

このグラフは、カンデサルタンを長く服用すると、当初はCa（カルシウム）拮抗剤と呼ばれる他社の降圧剤よりも心血管系異常の発症率が高いのが、その後劇的に下回ることを示すものでした。

同社はこの現象を「ゴールデン・クロス」と命名し、宣伝材料として使用していまし

た。先の医師の指摘は「２００６年の学会で発表されたグラフが、その後に出された論文のものと違っている」というものでした。

このことを受けて３月、同社は記者説明会を開き、臨床試験の結果を使用したカンデサルタンの販売促進活動に問題があったことを認めました。

そもそもこの臨床試験は２００１年、京都大学や大阪大学などの研究チームによりスタートしたものです。結論はカンデサルタンと他社の降圧剤を比較しても心臓病などの発症予防効果に有意な差はないということで、２００８年に米国心臓協会（ＡＨＡ）誌に論文を発表します。タケダは研究チーム側に奨学寄附金を37億５０００万円提供していました。

３月の説明会からさらに半年あまりが経過した２０１４年６月20日、この件に関してタケダが再び記者会見を開きます。企画段階から同社が全面的に関わり、有利な結果を導こうとしていたと発表したのです。

この研究の立ち上げ段階では、同社社員が実施計画書の下書き、参加医師の選定、学会発表用のスライド作成などに全面的に関与し、試験のサポートを行っていました（「毎日新聞」２０１４年６月21日、「朝日新聞」２０１４年６月21日、武田薬品工業　ＣＡＳ

E-J調査報告書 2014年6月18日）。

ノ社、タケダの両社とも他社との差別化、つまり自社のARB降圧剤の優位性を示すことが、これら一連の行為の目的でした。ただし、ノ社の場合は他社のARB降圧剤との比較だったのに対し、タケダは他社のCa拮抗剤との比較だったという違いはあります。

日本では以前、降圧剤はCa拮抗剤がほとんどでした。この薬の多くは販売開始されて少々長い時間が経過していたのです。そこで、タケダは自社ARBが他社のCa拮抗剤よりも優れていることを示すデータ（ゴールデン・クロス）をねつ造するに至ったわけです。

Q34 そもそも治療ガイドラインが登場した経緯はどのようなものだったのですか？

A 欧米では政府が医療水準向上のために始めたが、日本では臨床学会が「勝手に」ガイドラインを作っています

日本の場合、建前としては治療の標準化、特に専門外の人に、専門医と同レベルの診療を行ってもらうための指針ということになります。

日本では、特に開業医が専門外の診療をせざるを得ない状況にあるのがその理由です。

一方、欧米では国によるガイドラインがかなり多く、たとえば英国ではプライマリケアにおいて、医師がＮＩＣＥ（National Institute for Health and Care Excellence）というガイドラインのとおりに診療しないと、国からの医療費がその医師のもとに届かない仕組みになっています。

また米国でも政府委員会のガイドラインがあり、それに基づいて高齢者医療（メディケア）と低所得者医療（メディケイド）の医療行為を行う必要があります。また、いろいろな問題が起こった際に医師が裁判で不利な立場に置かれることとなります。

かたや日本のガイドラインは政府ではなく、臨床学会が「勝手に」作っています。臨床学会は、どうしても自分たちに利益をもたらすようなガイドラインを作ろうとします。加えて日本の場合、厚生労働省が何とも頼りないのです。

厚生労働省の委員会議事録は公表されるようになったのですが、それを読んでわかるのは、結局は発言力を持っているのが臨床学会の人々だということです。特定健診の基準も全部、臨床学会のいうとおりに決められます。結果として日本高血圧学会が高血圧を、そして日本動脈硬化学会が高脂血症を作り出していることになります。彼らは病気を増やせば、学会への会員や協賛金が多く集まりますし、臨床医はより多くの患者を集めることができるのです。

典型的なのがコレステロールの測定です。昔は総コレステロールで測っていたのを、２００８年の特定健診開始時に、日本動脈硬化学会のＬＤＬコレステロールで測るべきという主張がそのまま通りました。

しかしその後、ＬＤＬの誤差が絶対値で50㎎／dℓくらいあることがわかり、まったく役に立たないことが判明したのです。そして、２０１０年に日本動脈硬化学会は、今度は総コレステロールに戻してくださいと言い出し、厚生労働省はそのとおりに唯々諾々としたがったという経緯があります。

要するに厚生労働省には、役所としての判断能力がゼロなのです。日本の場合は税金を使う公的医療なのに、自分たちの利益だけを過度に追求するような臨床学会の動きをけん制する、公的ガイドライン委員会を作ろうという動きが皆無です。一方、欧米、特に米国は公的医療が一部分なのに、国の委員会があるわけです。

日本の役所も税金を浪費している連中の顔ばかりでなく、もう少し税金を払っている側を向いて仕事をしないといけません。本当に厚生労働省が国民の側を向いているのであれば、医療費が高くなって大変なら委員会を立ち上げて、まともなガイドラインを作り、無駄な医療をやめればよいだけの話です。

それが、メタボ健診なんてことをやるから健康な人の多くが病気にされてしまい、医療費高騰になってしまっているのです。結局、厚生労働省は、医療費を上げることばかりやっているのです。まぁ、省の顔は予算規模で決まるようですし、権益が増えればおいしい天下り先も増えるのですからね。

Q35 良心ある医師と研究者が「正義」の勝利のために今後とっていくべき姿勢についてお聞かせください

A 欧米ではすでに目立った成果が出ているが、日本では厚労省が動きません

Ｑ30（※Ｐ109参照）で紹介した、ＪＰ・カシラー氏の告発のような動きのおかげで、米国政府は法律で利益相反排除の対策をとり、すでに目立った成果が出ています。告発が掲載されたWashington Post紙は、日本の大手新聞に比較すれば部数は少数ですが、世の中を動かす力はずっと大きいのです。

米国ではインテリジェンスもジャーナリストも健在です。そして何よりも、問題や悪いことがあり、それが間違いとわかればすぐに変えてみる。その結果が悪ければ、さらに何度でも変えるという、そのスピード感は日本も見習うべきだと思います。

一例を挙げれば、日本人の死亡原因の第1位はいまだにがんですが、米国では第2位か3位なのに、アポロ計画終了後にがん対策をやると決めてやり出し、いま発生率が下がっています。

しかし、日本は死亡原因のトップががんで、まだ増え続けているのに、1998年度からがん検診を国が放棄し、一般財源として市区町村に丸投げしました。

がんの治療効果は限られていて、タバコ全廃などの原因対策が最も重要であることは知られているのに、がん対策としては治療拠点の整備などを唱えるという無策ぶりです。

第5章

欧米の高血圧基準値はなぜ破壊的改革が行われたか!?

2014年4月の日本人間ドック学会の新規準をめぐる騒動と既存勢力の巻き返し

Q36 最近の高血圧治療ガイドラインの欧米との格差を教えてください

A 米国JNC8、英国のNICEの破壊的改革が決定的だった

最近の血圧基準値の正常化の流れは3つあります。

1つ目は、2014年4月に日本人間ドック学会が、150万人のデータから科学的方法で作成した新基準案が収縮期血圧147㎜Hgとして、日本高血圧学会や特定健診の基準よりかなり高かったということです。残念ながら、日本高血圧学会、日本動脈硬化学会、日本医師会、そして内部からの反対により僅か3日後に撤回されました。後のQ41〜43で詳しくふれます。

そして2つ目、これが世界的に大きな影響を与えました。2014年米国政府合同委員会JNC8（Joint National Committee 8）は「過去のガイドラインは利益相反に

汚染されていたので破壊的に改革する」と宣言しました。そして60歳以上の基準値が収縮期１５０㎜Hgとされました。同時に、１４０㎜Hg未満に下げても効果がない、その必要性もないことが明記されました。

３つ目が、２０１９年のイギリス国立医療技術評価機構ＮＩＣＥ（National Institute for Health and Care Excellence）の治療ガイドラインです。降圧剤の使用基準が１６０㎜Hg以上となりました。また降圧剤の処方前に24時間自由行動下血圧（ＡＢＰＭ）または家庭血圧（ＨＢＰＭ）の測定が義務づけられて、１日の平均値が１５０㎜Hg以上とされました。

これらは、Ｑ４で説明しました冲中重雄先生が著した『内科診断学』（１９７２年）で示されて30年近く医学教育でも使われた「年齢＋90」と一致しており、そしてＱ４（※Ｐ36参照）で説明した２００４年に私達が作成した男女別・年齢別基準範囲（表４※39参照）とＱ22で示した伊勢原市住民追跡研究ともほぼ一致しています。

しかし、Ｑ26（※Ｐ94参照）で説明しました日本高血圧学会のガイドラインは、私達が２００９年に意見書を出した次の２０１４年版では少し改善しましたが、２０１９年版では２０００年版、２００４年版よりさらに改悪されています。正常血圧を診察時１

20㎜Hg未満、家庭血圧115㎜Hg未満と世界の基準とはかけ離れた基準を設定しています。さらに、診察時140㎜Hg、家庭血圧135㎜Hg以上を薬物治療の対象としています。この基準は2008年から始まった特定健診の受診勧奨でも使われています。日本の厚労省は利益相反の問題のある臨床学会をチェックする能力がありません。

Q37 「血圧分類よりも降圧目標の方が大事」なのはなぜですか？

A 下げ過ぎることが死亡率上昇につながってしまうからです

血圧は細かく6つに区分されています。自分の値がどこに分類されるのかは、健診を受ける人や血圧検査の結果を聞かされる人にとっては気になるところですが、それよりも断然重要なのが治療目標です。

治療目標値が低すぎると、その値に向けて降圧剤を使って一気に血圧を下げようとし、その結果として命にかかわる副作用を起こす危険性があります。

特にガイドラインであるＪＳＨ２０１９のように「74歳以下：収縮期血圧１３０／拡張期血圧80未満」、「75歳以上：収縮期血圧１４０／拡張期血圧90未満」となると、高齢者の場合は下げる幅が20㎜Hgより大きくなり、医薬品添付文書や日本人の降圧剤に関する複数の研究からみてもわかるように、命の危険性が出てきます。

医薬品添付文書に「高齢者は脳梗塞を起こすことがあるので慎重な投与が必要」と記載されています。事実、前述のとおり、収縮期血圧１６０以上の高齢者を対象に行った、製薬企業によるＪＡＴＯＳという無作為化試験では、血圧を20以上下げると死亡率が１・４倍になっていますし、私の郡山市のコホート調査（集団を追跡する研究）でも、収縮期血圧１８０以上の人が日本高血圧学会ガイドラインを信用して治療すると死亡率が5倍ほどに跳ね上がる結果になっていました。特に20以上下げた人は、治療をしていない人に比べて死亡率が10倍に上がっていました。

結局、血圧が高い状態の時に、原因治療をしないで薬で血圧を無理に下げると死亡率が上がってしまうということです。

Q38 特定健診・特定保健指導（メタボ健診）との関連についてもお聞かせください

A 欧米の風は、日本に吹いていません

２００８年にスタートした特定健診・特定保健指導ですが、私からも含めていろいろ注文がつけられ、見直しを行う動きもありました。

しかし結局、これまでＨｂＡ１ｃ（ヘモグロビン・エイワンシー）の基準値がＪＤＳ値からＮＧＳＰ値へという単位系の変更に伴い変更されたこと、またＬＤＬコレステロール値が直接法と、総コレステロールと中性脂肪から計算するフリードバルド式の併用になったことくらいしか是正されておらず、基本的な健診の考え方や基準は変わっていないのが実状です。

コレステロール薬もそうですが、欧米では、多くの降圧剤の特許期間が切れましたの

で、製薬企業のなりふりかまわず商売しようとする姿勢がだいぶ薄らいできており、この方面の薬の売り上げはだいぶ落ちてきています。

いま製薬企業が力を入れているのはリウマチ剤や抗がん剤の生物学的製剤、そして予防接種です。前者は対象となる患者数は多くなくとも単価の高い薬剤なので売り上げは大きくなりますし、後者は、病気にかかっている人だけでなく全員が対象となるので、実に大きなマーケットになります。

そのような高血圧マフィアの影響がほとんど消え、まともな基準値に戻ってきている世界の潮流からは、日本はいまだ取り残された状態であるといってよいでしょう。

Q39 JSH2019のもう1つの重要ポイントとして、家庭血圧による評価の優先度が増したといわれていますが？

A 「口先だけ」の要素が濃いです

家庭血圧を優先するとのことですが、実はこれ、「口先だけ」の要素が濃いのです。なぜなら、診察室血圧と家庭血圧で、基準に違いがあるからです。ガイドラインでは家庭血圧の高血圧の基準を収縮期血圧135以上／拡張期血圧85以上としています。なぜ診察室血圧の基準、収縮期血圧140以上／拡張期血圧90以上よりも下げてしまうのでしょう。しかも収縮期血圧135以上／拡張期血圧85以上という数値の根拠はどこにも示されていません。

ちなみに診察室で測った血圧が高血圧でも、家庭血圧が正常域血圧を示すのが白衣高血圧。また診察室血圧が正常域血圧であっても、診察室外の血圧では高血圧を示すのが仮面高血圧とされています。これら2つのどちらも、基準はやはり収縮期血圧１３５以上／拡張期血圧85以上です。

診察室血圧の高血圧基準である収縮期血圧１４０以上／拡張期血圧90以上を使うのならまだしも、これでは根本的な見直しにならず、「重視している」とは、とてもいえないのが実状です。

ちなみに自由行動下血圧は収縮期血圧１３０／拡張期血圧80、そして夜間血圧にいたっては収縮期血圧１２０／拡張期血圧70と、基準がさらに下げられています。そしていずれの数値にも根拠はありません――そもそも収縮期血圧１４０以上／拡張期血圧90以上という基準自体、高血圧マフィアの影響を受けた頃のＷＨＯガイドラインの基準をそのまま採用しているわけですから。

「診察室よりも家庭のほうが低い、自由行動や夕方、夜間はさらに低くなる」というのは当たり前のことで、そういう状態であれば本来は高血圧でも何でもないはずです。そこを十分知っていながら、基準値をそれぞれ下げてきているわけです。

Q40 「基準の作り方」について教えてください

A 4つの方法があります。いずれの基準でも、少し超えたからといって心配不要です

基準の作成方法をおさえておけば、基準範囲がどのようなものであるかを知ることができます。また少しくらいその範囲から外れていても、それほど心配しなくてよい気持ちの強さを持つことができます。

まず、日本人間ドック学会や日本総合健診医学会で行った、一般の健診の正常値を求める「基準群により正常値を決める方法」について説明しましょう。

健診は、いわゆる特定の病気を想定せずに行い、「異常の可能性のある人」を除外した「基準群」のデータを抽出し、この群の中央95％の人を含む範囲（平均＋－1・96標準偏差）として設定されます（図6参照）。

図6　正規分布

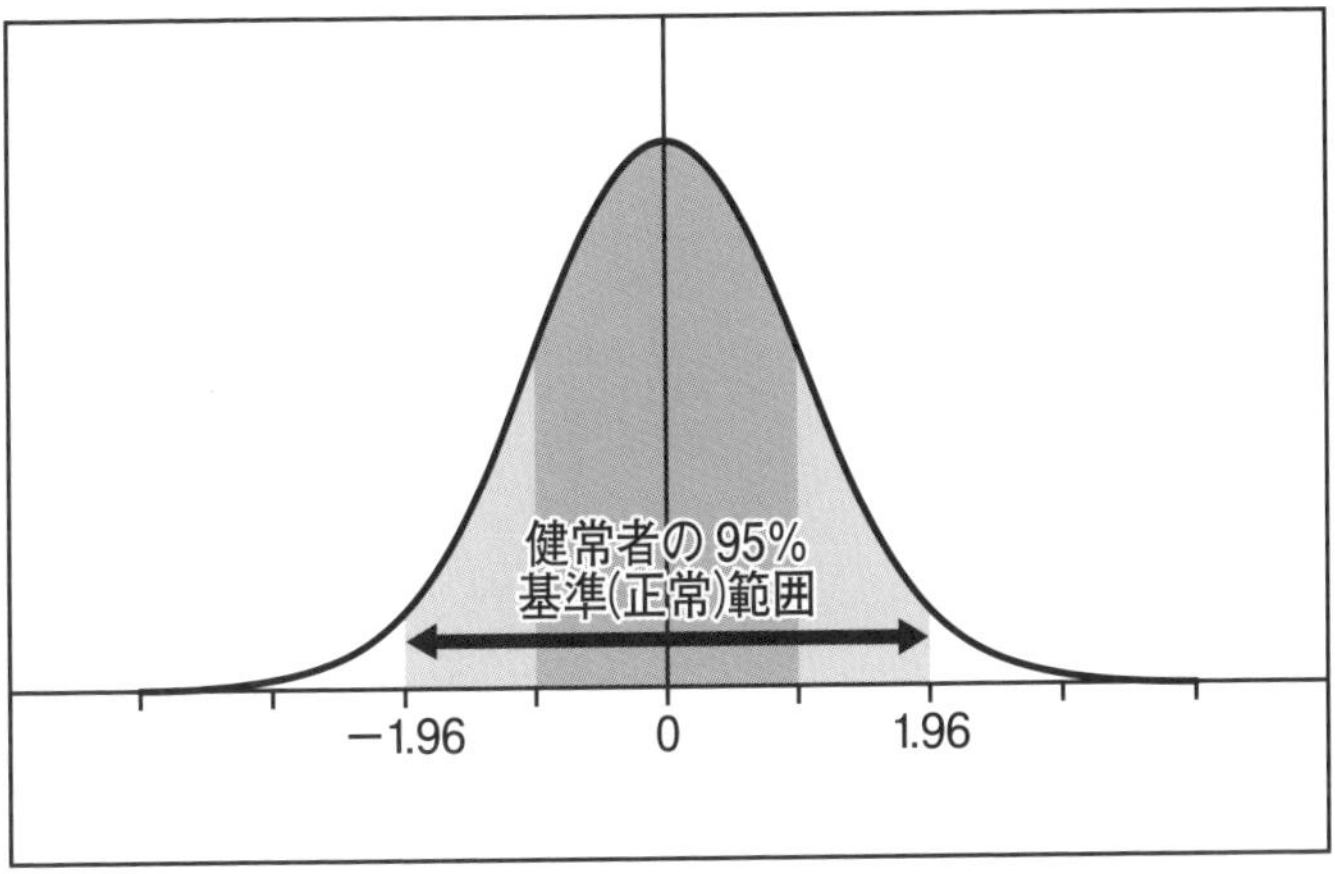

少し難しいのですが、正常者の場合、データの分布は正規分布になります。正規分布は、すそ野がゼロから無限大に広がっていますから、その全体を正常範囲とすることはできません。そこで、その中央95％の範囲を、基準（正常）範囲と設定します。検査の正常値だけではなく、教育、心理学、工学、経済学などの分野でも正常範囲としてこの方法が使われています。

次に、臨床学会などが使う、もう少し医学的、疫学的な方法、「コホート研究により正常値を決める方法」があります。集団をある一定期間追跡して、病気の発生率や死亡率がいちばん低い範囲を正常範囲にするものです。

ある住民で、正常な人を5～10年間追跡したとします。この場合、もとから病気の人は除外しなければなりません。

その追跡の最初の時点（ベースライン）で検査を行い、測定値を記録しておきます。そして追跡の期間中の死亡率または病気発生率を、ベースラインでの検査値と比較します。死亡率や病気発症率が最も低く、統計的に有意差がない範囲を基準範囲とします。

ちなみに、薬品の効果や副作用などを見る追跡調査は、10年近くだと長すぎるので、2～5年間が一般的です。

私が行った伊勢原市や郡山市のコホート研究は、2004年に日本総合健診医学会から出した男女別・年齢別基準範囲の裏付けにもなりました（図4、図5※P86－87参照）。

そして結果は一致したのです。実は、一致するという理論もあるのです。

これも少し難しいのですが、エルゴード理論「正規分布する集団の統計的性質は、空間と時間で一致する」というものです。

1つ目の「基準群による正常値の決め方」では、ある1年分の正常者の健診結果から正常範囲を決めますが、「コホート研究により正常値を決める方法」では、正常な住民を追跡することによって正常範囲を決めます。ある時点で正常の人は、その後も正常なら加齢を加味した正常範囲内で変化していく、ということです。

なお、2つの方法どちらにおいても、基本的に男女別・年齢別に正常範囲を求めることが必要です。

正常者が正規分布することを具体例で説明します。たとえば運動すれば血圧は上がりますが、正常であれば運動後は下がってきます。血糖値や体温も同様です。食事して血糖値が上がるとインスリンが出て血糖を下げて元に戻し、暑くて体温が上がれば汗をかいて下げ、元に戻すわけです。

このようなメカニズムを、医学用語では「恒常性」、工学用語では「負帰還」、NF（Negative Feedback）と呼びます。このように用語としてはまったく異なるのですが、内容は同じことをいっています。

「負帰還」の例として、飛行機の自動操縦が挙げられます。ある地点に飛行するために最初に設定したプログラムは、実際には風や気圧、気温の変化でずれを生じます。そこでジャイロがはたらき、そのずれを検出し、ずれの大きさに応じて翼を傾けたりして、機体を元に戻します。

このことを先ほどの正規分布の例に置き換えてみましょう。正常者には、真ん中に対してずれがあると、戻す力がはたらくという性質があります。これが「恒常性」です。ノイズが発生して少し変形はするのですが、目標値からずれればずれるほど、大きな力がはたらき、全体的な正規分布の山の形は、いったんでき上がれば変わらず、一定になるのです。ちょうど、ゴムを付けて引っ張られたのが戻ってくるイメージです。

血圧の場合も、少しずれて高い人、そして低い人も、戻されるので病気にはならない。その「戻す力」、負帰還が消えたときに、血圧はどんどん上がるか下がるかしていき、病気になるわけです。

したがって病気か正常かは、本当は血圧検査値が高い・低いということではなく、「血圧が上がったり下がったりしても、次の年には戻る」という状態がすなわち正常ということであり、またそういう状態の人は病気にはならないのです。

3つ目の方法として、これも臨床学会が使用しているのですが、「正解人数最大化法(Operating Research(OR)法)」があります(図7参照)。

正常者の分布図と、病気をしている人の分布図(これは正規分布しない)の、クロスした点を診断基準にするものです。分布図は横軸に検査値、縦軸にその人数を描いたも

図7　正解人数最大化法（OR法）

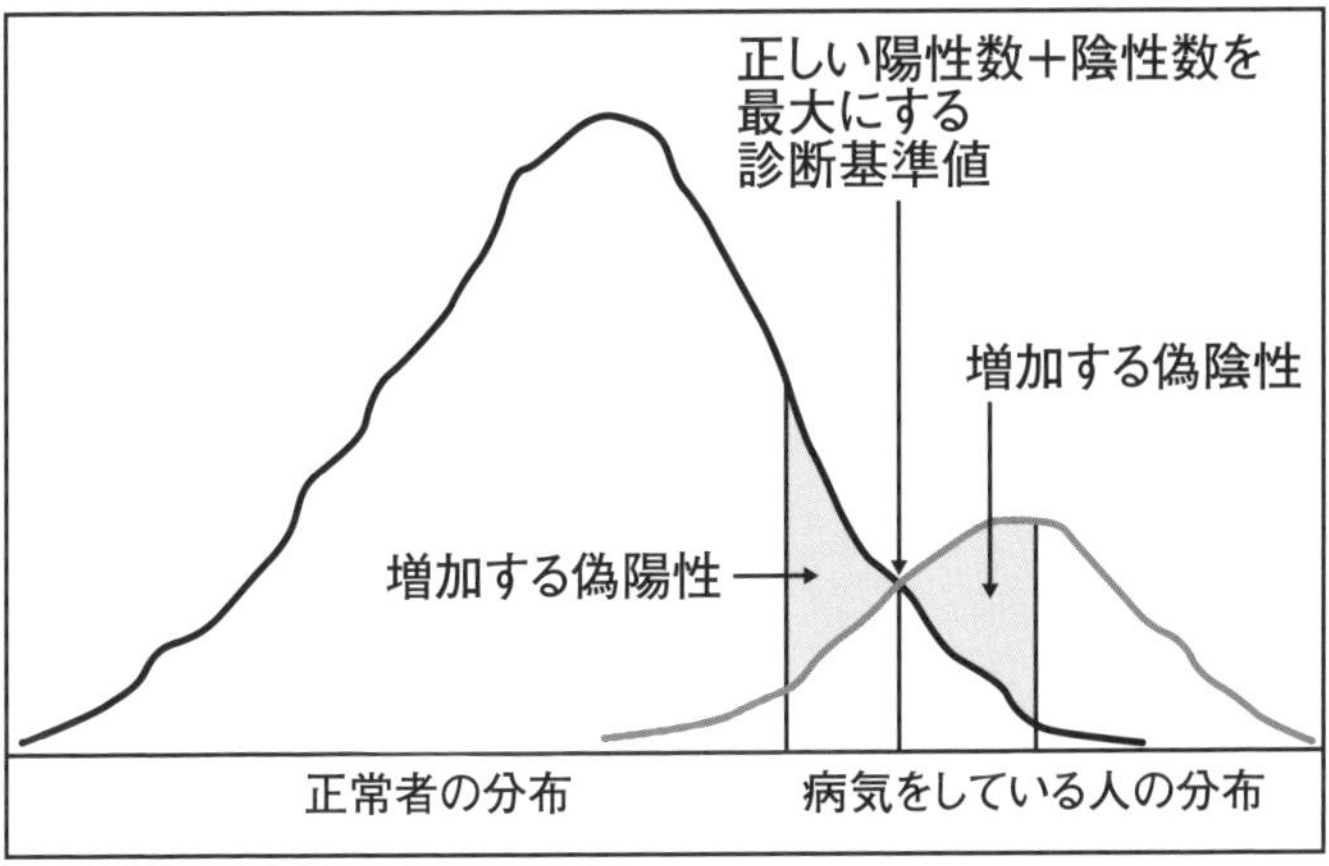

のです。クロス点が診断基準値となる理由は、ここが最も誤差の少ない点になるからです。

山の重なりがあると、その中のどこにポイントを置いたとしても、誤差が生じます。仮に基準を決めて「ここから上は病気、下は正常」としたとしても、基準より上の部分にも正常者はいますし、基準より下の部分にも病気の人がいます。その誤差を最小にするのが、このクロスした点なのです。

クロスした点から検査値の高い方向へ基準を変更すると、正常者の間違いは減らせますが、病気の人を正常といってしまう間違いが増えます。逆に低いほうへ変更すれ

図8　感度特異度最大化法

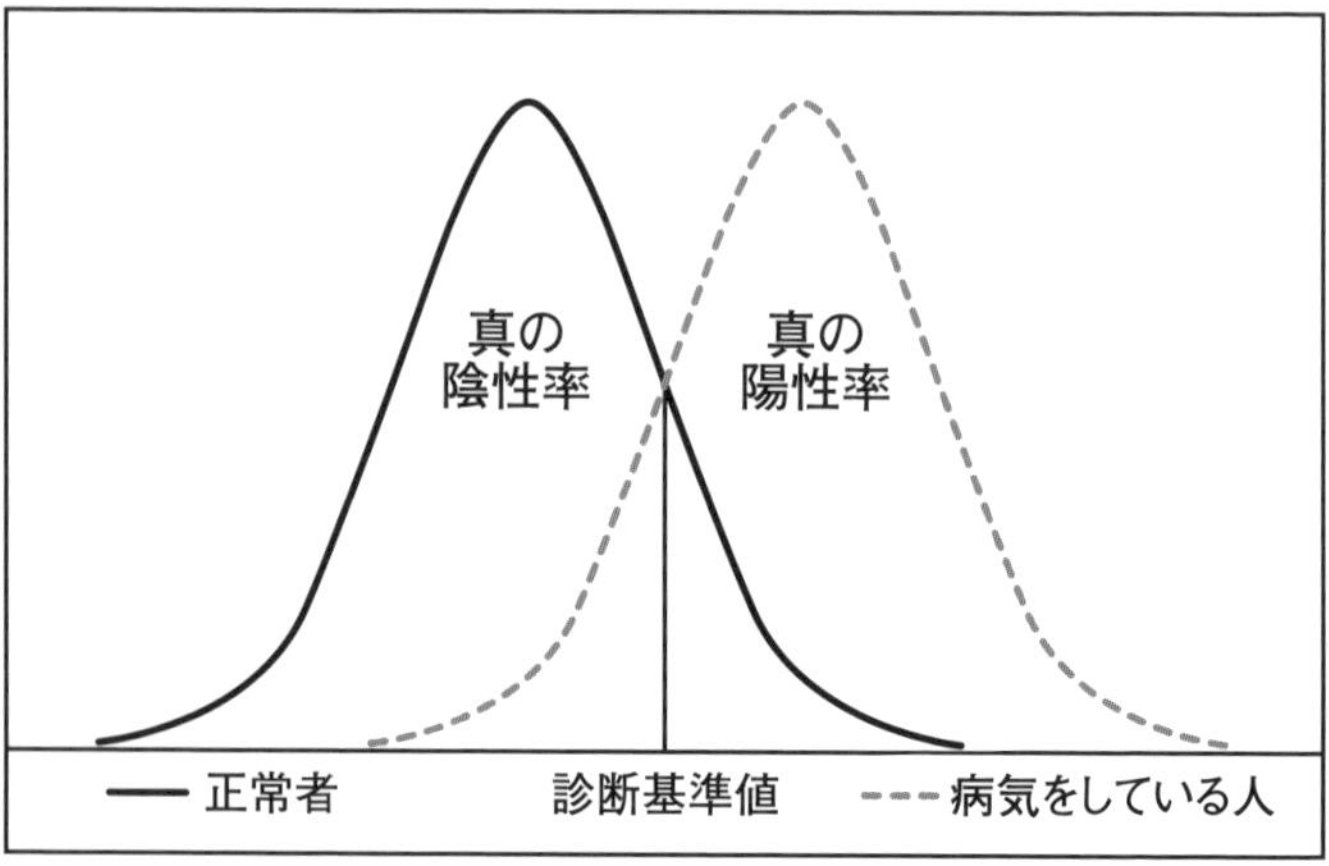

ば、今度は病気の人をより正しく検出する一方で、正常な人を病気といってしまうことが起きてしまいます。結局、診断基準をクロス点から高いほうに変更しても、低いほうへ変更しても、間違いの合計が増えてしまうこととなります。

この方法は優れた診断基準設定法ですが、病気の比率が国や地域、季節で変化しますので、名医で経験を積んだ医師にはよい方法なのですが、ガイドラインとしては記載が困難なのです。

そして最後の4つ目は、医学教科書などで使われている「感度特異度最大化法、または（Receiver Operating Characteristic（ROC）曲線法）」です（図8参照）。正規分布する正常者の山の人数と、もう1つ病気をしている人の山の人数とを同じにして「正解人数最大化法」と同じように、2つの山がクロスする点を基準値とします。こうすることで正常な人に対する正解率（特異度）と病気の人に対する正解率（感度）の合計が最大になります。

こういうことが成り立つのは、たとえば専門外来で紹介状の患者さんを診ていて、病気を本当に持っている方が5割いるような環境だったらよいのですが、健診でこの方法を使うには、病気を持っている人の比率が低いので不適切なのです。

いわゆる名医であれば、患者さんが減ってくると少し基準を緩和し、患者さんが増えればまた基準を厳しくするというさじ加減を行うのですが、そういうことは普通のガイドラインや教科書には書けません。ですから、教科書やガイドラインには感度特異度最大化法が使われています。

Q41 2014年4月、日本人間ドック学会が発表した「新健診基準」は、現在の基準範囲とどのように異なっているのですか？

A 現在は4段階の判定基準（A〜D）を用意しています。新しい基準は「A：異常なし」を変更しようとしたものです

日本人間ドック学会は、現在使用している独自の基準を持っています。ですから2014年の一連の「新健診基準」も、日本高血圧学会に対抗したわけではなく、単に「自分たちの新基準を出した」ということです。

日本高血圧学会のガイドライン、JSH2014が「血圧区分（分類）」と「治療（降圧）目標」の2種類を用意しているのに対し、日本人間ドック学会の現在の基準は「判定区分」としてA〜Dの4段階（E段階は治療中）を用意しています。

「Ａ：異常なし（特定健診の「正常」）」
「Ｂ：軽度異常（特定健診の「保健指導」）」
「Ｃ：要経過観察・生活改善」
「Ｄ：要医療」

またＡ、Ｂの区分は、特定健診と同じになっており、全施設で同じです。Ｃ、Ｄの区分は各施設が任意で使用することとなっており、多くはＣを使わずに、「Ｂを超えたらすべてＤ」という使い方をしています。なぜなら特定健診の区分が「正常」「保健指導」「受診勧奨（旧：要医療）」の３段階になっているからです。

日本人間ドック学会が発表した「新健診基準」を適用すると、Ａの区分は「収縮期血圧１４７まで／拡張期血圧94まで」となります。しかし、臨床学会や専門家など、各方面からのかなりの批判を受け、同学会は事実上撤回したというわけです。この件に関しては次の質問への回答でもふれます。

結果として、実際には厚生労働省の特定健診の基準がそのまま使用され、「Ａ：収縮期血圧１２９以下／拡張期血圧84以下」、「Ｂ：収縮期血圧１３０～１３９／拡張期血圧85～89」「Ｃ：収縮期血圧１４０以上／拡張期血圧90以上」となっています。

ここで重要なのが「D：要医療」です。ＪＳＨ２０１９における「降圧目標値」は、すなわち「要医療基準」であり、75歳未満「収縮期血圧１３０／拡張期血圧80」とされました。しかし日本人間ドック学会の現行基準は「D：収縮期血圧１６０以上／拡張期血圧１００以上」としているのです。私は日本人間ドック学会の良心として高く評価しています。

ＬＤＬコレステロール値でも「D：１８０㎎／dℓ以上」としており、日本動脈硬化学会が１４０㎎／dℓ以上を治療対象としているのに対して、米国の心臓病学会および心臓協会（ＡＣＣ／ＡＨＡ）の２０１３年ガイドライン「１９０㎎／dℓまで正常」に近い基準を採用しています。このように、「D：要医療」に関しては日本人間ドック学会の現行基準は、臨床学会に比べればかなりまともに近い基準です。

Q42 日本人間ドック学会の「新健診基準」に対する臨床学会の反応は、どのようなものでしたか？

A もみ消しに奔走。日本人間ドック学会も後退しました

日本高血圧学会、日本動脈硬化学会、日本医師会・日本医学会のいずれの反応もネガティブなものでした。批判内容は、新健診基準が「超健康人」を対象にしたものであり、追跡調査もされていないので信頼性がなく、疾患の判定には堪えないということでした。

これは、私のグループが２００４年に発表した「全国70万人調査」研究に対する反応とまったく一緒です。

当時もメディアが盛んに取り上げてくれたのですが、結局、厚労省の動きはありませんでした。

しかしそもそも、新健診基準の範囲内にあり、今後もそのなかで推移すれば、それだけで健康であるはずなのです。究極の理由は別にあり、それは「収縮期血圧129／拡張期血圧84まで正常」と「収縮期血圧147／拡張期血圧94まで正常」とでは病院に来る患者さんの数、そして薬の売り上げが大きく違ってくるからなのです（私はその後10年間の追跡調査を行い、裏付けをとっています。この間に世の中、特に欧米の事情がだいぶ変化したこともあり、今後は新しい波が起こってくれることを期待しています）。

しかし、反発を受けた日本人間ドック学会は、ホームページで撤回声明とも受け取れる発表を行いました。それによると、日本人間ドック学会の基準値は正常人の基準値であり、臨床学会の基準値は病気を判定する基準なので、違うものであるということです。

しかし私は、結局は日本人間ドック学会自身の利益相反によるところが大きいのだと考えます。もしも同学会がこの新しい基準を採用すると、受診者が健康保険からの「みなし特定健診」の補助金を受け取ることができなくなるからです。そうなると、人間ドック受診者数は激減します。

日本人間ドック学会は〈4年後までに追跡調査を行い、新基準を検証する〉としてはいましたが、10年経過しても何の報告もありません。

やはり右の事情からも「A 異常なし」と「B 軽度異常」という判定基準は特定健診から離れるわけにはいかないのです。

Q43 日本人間ドック学会の血圧新基準の要改善点は何ですか？

A 年齢別になっていないこと。追跡調査で裏付けを取ることです

血圧に関する現在の基準、そして新しく提案された基準の両方とも年齢別になっていない点は問題です。「血圧が年齢とともに上昇するのは生理的変化」というのは世界共

通の認識ですし、どんなデータを見てもそのことが裏付けられているからです。それなのに、依然として年齢別になっていないのは大きな欠点であるといわざるを得ません。

もっとも、そうなってしまった理由はあります。人間ドックを受ける年齢層は、60歳を超えると退職して補助金が出ないということもあり、だいたい40～59歳という狭い年齢範囲内で固まってしまっているのです。ですから受診者は40代、50代が中心で、20～80歳という幅で基準値をつくることが、そもそも困難な面があるのです。

一方、私の日本総合健診医学会による2004年の男女別・年齢別基準範囲では、職場健診や住民健診、学校健診などを行っていますから、高齢者や若い人たちのデータもそろえることができています。

Q44 日本高血圧学会によるガイドラインが、非科学的な理由は何でしょうか？

A 「利益集団」が作っているからです

欧米のガイドラインを作成する団体、たとえばJNC（米国政府合同委員会）はJoint National Committeeという名称です。また英国のNICEもNational Institute for Health and Care Excellenceです。

いずれにも入っているNはNationalで、つまり国の責任で基準値を決定しているわけです。

ところが先進国のなかで、日本だけが国の介入・監視する基準値になっておらず、臨床学会、いわゆる「利益集団」に一任する形をとっています。

製薬企業の金銭的支援に頼っているこの集団が、自分たちにとって都合の悪い研究結果を無視し、欧米の最新診断基準に比べて低すぎる基準値を採用し続けているのです。

しかし、公的医療保険制度による医療が中心となっている日本では、患者の保険料や税金が無駄に使われていることになり、医療財政が緊迫してきた現状からしても、早急に改革が行われるべきです。

欧米、特に米国は民間の自由医療保険が多い。本来なら「国は出しゃばるな」といわれても仕方のないところですが、実際にはしっかり出しゃばっています。日本の医療はほぼ100%、国民の税金も投入されている公的医療保険ですから、国がしっかりと前面に出て、率先してガイドラインを作成すべきなのです。

米国も以前、利益集団によって基準値が操作される時代がありましたが、善良な医師やジャーナリストが立ち上がり、正常化のキャンペーンを張ったことで、まともな基準値が作成されることになりました。

この点で日本では、税金を払っているタックスペイヤー、国民が声を上げることがほとんどなく、現在に至っています。国民性もあるのかもしれませんが、それ以上に、国民が「お上」に頼ってきた風土、「病気は医師にお任せ」という安易さが大きいようです。

Q45 国民がもっと声を上げるために必要なことは何でしょう？

A 「医療消費者」の意識を持ち、もっと勉強して発言することです

とにかく、もっと勉強することに尽きます。これだけインターネットが普及し、自由に情報を取得できる時代になったわけですから。

特に日本人の場合、以前から指摘されていますが、英語力をもっと身につけるべきです。最近はChatGPTのような生成系ＡＩで簡単かつ正確な日本語翻訳が可能になっているので、状況が変わることを期待しています。

この点で中国やシンガポール、インドといった国々の努力はすごいものがあります。

２００４年の全国70万人調査を行おうと考えたのも、欧米ではすでに男女別・年齢別の診療が常識となっているのに、日本ではそういう動きがまったく見られないことが動

機となりました。科学的分析により医療の問題が明らかになると予測し、あの調査を行ったわけです。その結果、日本の診療ガイドラインが、いかに世界標準と違っているかがもろに見えてくることとなりました。そのことを指摘すると、当然ですが猛反発を食らいました。

私は大学医学部の教授でしたが、「利益集団」からは独立した仕事をしてきたという自負があります。工学部出身だからこそ、きちんとした科学的データを出して、利益に関係しないで研究をしてきました。

自分がタックスペイヤー、医療を受ける側として行動してきたことに「誇り」を抱いており、その思いを最近は多くの方々が理解してくれています。良心のある臨床医からも講演の依頼が多く寄せられるようになりました。

第6章

そもそも高血圧とは何か？

血圧の規準は年齢別であるべき

Q46 ２００９年、「日本高血圧学会ガイドラインへの意見書」の内容は、どのようなものでしたか？

A 降圧剤の副作用と、高齢者高血圧などを中心に修正意見を出しました

Q20（※P78参照）からの関連となりますが、その内容の一部抜粋を記しておきます。

２００９年のガイドライン改定案では、まず「第1章　高血圧の疫学」に〈国民の血圧水準は１９６５年を頂点に１９９０年にかけて大きく低下した。この低下と本邦の脳卒中死亡率の現象はよく一致している〉とあります。

しかし、当時の脳卒中では脳梗塞が75%と大部分を占めています〈脳卒中データバン

ク２００９）。脳梗塞の死亡率は１９５１年から増加を続けて１９９５年にピークとなりました（厚生労働省 平成18年人口動態調査）。この間に血圧は低下していますが、脳梗塞は増加しています。

当時の脳卒中に占める脳内出血（高血圧性）は18％です（脳卒中データバンク２００９）。脳内出血の死亡率に限れば、１９６５年にピークを迎えて、その後は血圧とともに減少しています。

これらのことから私は改定案の下線部「脳卒中死亡率」を「脳内出血死亡率」とする修正意見を出しました。

次に、「第3章　治療の基本方針」について。ガイドライン改定案では〈治療対象者はすべての高血圧患者〉としており、〈脳血管障害患者、高齢者では１４０／90㎜Hg未満とする〉とあります。

しかし、医薬品添付文書には、すべての降圧剤で、「高齢者への投与」の項で「慎重に投与」「過度の投与は好ましくない」「脳梗塞が起こる恐れがある」とされています。ガイドライン改定案と整合性がありません。またＪＡＴＯＳ　Q24（※P90参照）によれば、高齢者での強すぎる降圧は脳梗塞発症率、脳梗塞死亡率、全死亡率を高めます。

そして一般住民のコホート研究　Q22（※P84参照）によると、強すぎる降圧治療は総死亡率を高めます。

このほかにも降圧治療が死亡率を高める、統計的に意味のある解析結果（JSSRS、コホート研究）や論文を示し、改定案の文章から「すべての」と「高齢者」を削除して「治療対象者は高血圧患者」「脳血管障害患者では140／90㎜Hg未満とする」に修正する意見を示しました。

また「第5章　降圧剤治療」について、ガイドライン改定案では〈降圧目標を達成するためには、多くの場合2、3剤の併用が必要となる。その際、少量利尿薬を積極的に併用すべきである〉とあり、さらに〈それでも降圧目標に達しない場合は、3剤を投与〉し、〈さらに必要により4剤を使用する〉とあります。しかしいずれも、併用することの効果についてのエビデンスはないか、示されていません。

そして「第8章　高齢者高血圧」で、〈1．高齢者でも最終降圧目標達成のために積極的な治療を行う。いずれの年齢層でも収縮期血圧140未満／拡張期血圧90未満の降圧により、予後改善が期待できる。65歳未満から治療中の患者において、65歳になって降圧を緩める必要はない〉とあります。

日本総合健診医学会が、所属する全国45施設から約70万人の健診結果を集めて解析した基準範囲では、血圧は加齢に伴い上昇することは正常な変化であり、65歳以上の高齢者では、収縮期血圧１６５、拡張期血圧１００まで正常範囲であることがわかりました。

このような問題点を提起した上で、私は修正意見をこのように述べました。

「高齢者の血圧上昇は生理的変化によるところが大きく、高血圧による疾患発生率や死亡率の上昇は限定的であるため、降圧治療の必要性を十分に判断すべきである。薬剤投与に際しては、医薬品添付文書の「高齢者への投与」をよく読み、脳梗塞の危険性が指摘されているため、過度の投与は好ましくない」

あらためて、私が言いたかったことをまとめますと、エビデンスは統計的な有意差に基づいて書かれるべきだということ。

また治療は公的医療保険にもとづいて行われるわけですから、副作用の記載など、ガイドラインは医薬品添付文書に沿って書き直すべきではないかということ。特に高齢者の降圧剤治療はあくまで「慎重投与」を明記すべき、といったところです。

この意見書では利益相反についてもふれています。全委員の氏名および所属、製薬企業や健康食品会社などからの研究費、謝礼、会議・研究会への金銭的・人的支援など、経済的関係を明らかにしてほしい、というものです。

Q47 日本の健診システムの問題点は何ですか？

A 国民の健康不安を増長し、医療費を激増させました

まず、「健診」と「検診」という2つの種類があることをおさえておきましょう。「健診」とは、病気を特定せずに健康な人を検査する仕組みのことをさします。このシステムを制度として持っている国は、欧米ではゼロです。

予防医学の意味から異常値をいち早く発見し、予防や早期治療に役立てようとする点で、実に優れた制度だと思います。その種類も妊婦健診、乳幼児健診、学校健診、職場

健診、特定健診、後期高齢者医療制度健診と、まさに多くの人々と、一生お付き合いしてくれる制度です。

一方、がん検診などをさす「検診」は、欧米にもあり、その受診率は日本よりも数倍高くなっています。

日本では、がん検診はかつて国、厚生労働省が行っていたのですが、制度や方法、がんを見つけた後のフォローの問題などさまざまな批判にさらされ、結局撤退したという過去の経緯があります。その結果、国の費用で行っていたがん検診は、すべてを市区町村に丸投げして一般財源に上げることとなりました。各市区町村は「がん検診は続けてもいいし、やめてもいいですよ」ということです。

ところがご存じのように、日本人の死亡率第1位は依然として、がんです。ですからがん検診こそ、しっかり行わなければならないはずなのですが、このような方策の結果、がんの死亡率は今なお上昇し続けています。胃がんは横ばいですが、大腸がんや肺がん、肝臓がんは増えています。

米国はがん検診をきちんと行い、がんの一次予防、がんにならないために、タバコの販売を業界の反発をものともせずに徹底的に抑制することで禁煙を徹底しています。また、心筋梗塞や大腸がんとの関係が報告されているトランス脂肪酸（マーガリン、ショートニング、外食で使われるフライ油に多い）の含有量を全食品で表示するように義務づけました。その結果、肺がんだけでなく、すべてのがんの発生数が米国では下がってきており、医療費抑制につながっているのです。日本がメタボ健診という、健康な人を病気にする仕組みにより、医療費を激増させたのとは、大きな違いがあります。

日本ではこのように、明らかに無駄な医療が行われています。それでいて「医療費が足りない」という声を上げているわけです。

厚生労働省は口では「医療費を下げる」といってはいますが、実は医療費が下がっていちばん困るのは、ほかならぬ厚生労働省なのです。なぜなら、既得権益が減るから。ですから医療費削減を厚生労働省にお任せすること自体に無理があるのです。

Q48 医療費抑制を、どこにお任せすればよいのでしょう？

A 「お上」にお任せは時代遅れです

２００８年にメタボ健診がスタートする前、この事業に多少の疑義を抱く財務省から私のところに資料要求があり、まとまったものをお渡ししました。その後どのような経緯があったかは知りませんが、結局メタボ健診は始まってしまい、現在も続いています。

医療費抑制は財務省主導で行わなければ無理……と言いたいところですが、このように財務省も口先だけのところはあるかもしれません。各省庁の問題を財源面からおさえるとはいっていますが、結局は役人同士、身内なのですから。

その意味で、日本にはチェック機構が皆無であるといえます。これは福島原子力発電所の問題とまったく同じことです。原発の場合は、原子力推進委員会こそ以前からあったものの、チェック機構はありませんでした。それが原発事故後に問題となり、規制委員会がスタートします。ところがメンバーの多くは原子力発電所がなくなったら困る人ばかり。厚生労働省が、本当は医療費が増えてくれたほうがありがたいというのと何ら変わりません。

さらに言えば、日本製薬工業会のトップは厚生労働省からの天下りです。先述の透明性ガイドラインにしても、製薬企業に丸投げしただけで、EUや米国のように国の責任で国民の健康を守ろうとはしていないのです。

利益相反情報にしても、2013年はほとんど何も出てはきませんでした。それが2014年になり、9月から製薬企業のホームページで閲覧できるようになったのですが、検索や保存ができないなど、情報開示として十分とはとてもいえない、中途半端なものとなっています。世論の批判がだいぶ厳しくなってきて、とりあえず公表したことにはしなければいけない。いわば「ガス抜き」で、情報公開の目的をまったくわかっていない。いや、わかっているのでしょうが、お茶を濁しているわけです。

米国は、サンシャイン条項にもとづき情報収集し、公表を国の責任で行っています。

そうすることによって、初めて世の中は動いていくのです。

Q49 エビデンスに基づいてガイドラインを変更するスピードが、欧米と日本とで大きく異なるのはなぜですか？

A 医療サービスを受ける側の意識と行動に差があるからです

欧米と日本のガイドラインを比較して、改訂頻度は同じ程度なのですが、その中身、そしてスピードには大きな差があります。

欧米では、間違っていたことが修正され、米国の高血圧ガイドライン（ＪＮＣ）についても１９９２年以前の、まともな基準に戻りつつあります。対する日本は多少のきざしはあるものの、そういった「回復力」においてはまだまだ遅れています。

欧米の最新診断基準に比べて低すぎる（厳しすぎる）日本の診断基準と、それに基づいて行われる健診は、それまで何の問題もなく日常生活を送ってきた健康な人に健康不安を与えます。その結果、この人を降圧治療で副作用のある医薬品に誘導してしまう恐れがあるのです。

米国では、最新の医学知識や論文が、医療提供側と全く同じ内容で、医療を受ける側にも提供されています。たとえば、PubMedというインターネットのサイトは国立保健研究所National Institute of Health（ＮＩＨ）に所属する国立医学図書館（National Library of Medicine）が運営しており、世界中の約５７００誌、２３００万件以上の医学論文の抄録を無料で提供しています。社会的に重要な論文については、抄録画面にあるFreeリンクにより、全文を無料で見ることもできます。ただし、出版社の利益を損なわないために、多くの新しい全文論文については有料となっています（PubMed：http://www.ncbi.nlm.nih.gov/pubmed）。

ＮＩＨはMedline Plusというものも運営しています。ここには病気や臨床検査の説明が載せられており、一部は日本語でもサポートされています。残念ですが、内容は少し古いので、最新の医学知識ならPubMedのほうがいいのです。

日本でも日本版ＮＩＨ構想はありましたが、各省庁の壁に阻まれて、医学研究費の審査や分配をとりまとめるだけの組織になりそうです。日本でもPubMedのような日本語サービスが提供されて、自らの病気について、最新の知識を勉強できる環境が整備されることを期待しています。

Q50 医療を受ける側が、医療機関に対する姿勢で必要な条件は何ですか？

A 「医療消費者」の意識を持つことです

高血圧の治療、特に降圧治療で血圧を下げすぎることは、その人の命に関わってくる問題です。ですから少なくとも自分自身、また家族の身体くらいは、自分で最低限チェックできるくらいにならなければいけませんし、もちろん正しい情報を収集する能力も欠かせません。

欧米では、いまや患者さんをpatient、「耐える人」「我慢する人」という意味のある言葉では、なるべくいわないようにしています。

代わって使うのがmedical consumer、「医療消費者」です。要するに、医療機関は治療メニューを提示して説明し、医療消費者が治療法を選択する、また診療の明細と領収書を出してください、ということです。以前は両方とも出さない状態でしたが、さすがに今は両方を出すようになりましたね。そういえば、薬を買っても名前もわからなかったのが、医薬品説明書を添えるようにもなりました。

第7章

これから高血圧とどう付き合うか？

食、よい油、血糖値と糖質との関係
降圧剤をやめても大丈夫か？

Q 51 食生活で血圧をコントロールできますか？

A 動物性たんぱく質や脂肪は血管を丈夫にしてくれます

日本では昭和40〜50年代に栄養と病気の関係が大きく変わりました。平均寿命でいうと、第二次世界大戦前後までは50代だったのが、昭和40〜50年代に70代に入り、ようやく欧米並みになります。また疾病でも結核などの感染症が減りました。

特に大きく減ったのが脳卒中です。これを食事面から見ると、『循環器疾患の変貌』(保健同人社 1987年)によれば、調査した秋田、長野、高知、大阪などのほとんどで動物性脂肪の摂取量が増えるとともに、脳出血や脳梗塞の発生率が下がっています。その一方で、心筋梗塞の発生率にはさほど大きな変化がありません。

またコレステロールが増えると、脳出血と同時に、詰まるほうの脳梗塞も軒並み減っているのです。「コレステロールで血管が詰まる」のは真実ではないということです。そして心筋梗塞は変化がありませんでした。

ここから導き出される結論として、肉を食べると血管の栄養がよくなる。そうすると脳の健康状態もよくなり、脳出血だけでなく脳梗塞も減り、心筋梗塞はほとんど関係ないことがわかります。

もともと肉をよく食べる大阪の事務職関係の人はそれ以上食べてもあまり変化がありませんでしたが、秋田では如実な改善が見られました。やはり「足らない」のがいけないということです。

このように、動物性たんぱく質や食脂(肉・魚・牛乳・卵など)は血管を丈夫にしてくれますから、しっかりとったほうがよいでしょう。

Q52 高血圧改善の食の基本はやはり「減塩」なのでしょうか？

A 高血圧の人では効果が報告されています

たとえば秋田県は塩分摂取量が多くて脳出血も多い、と昔はいわれてきました。しかし塩分が多い食事というのは動物性食品や新鮮な野菜などの少ない、ご飯と干物、漬物に味噌汁という食事なのです。

塩分が多い食事というのは、全身をめぐる血管にとっては栄養状態が貧しいものだったということです。ですから塩分を減らすということは、おかずを多く食べなければいけないということになります。

塩分が少ないと、ご飯をあまり多くは食べられませんね。ご飯が進むおかずは、だいたい塩分が多いのです。

では、動物性食品を多く食べていて、かつ塩分が多いとどうなるか。これは個人差があり、腎機能の弱い人や、塩分感受性の強い人は、塩分が多いとそれによって血圧が上がります。このように「高血圧の人が塩分を１日５・７g減らせば、最大血圧が４・４㎜Hg下がる」というデータがあります。

ただし、全員にあてはまることではありません。普通の人は塩分を多く摂取しても腎臓から排出されていきます。この場合は、塩分を増やせば血圧が上がるか、塩分を減らせば血圧が下がるかというと、そうではありません。

Q53 「カロリー制限」は、なぜ要注意なのでしょうか？

A カロリーを制限すると、筋肉が減少して肥えやすい体質になります

肥満で血圧が高く、体重を落とせば血圧が改善される人もいます。私の70万人のデータでは、肥満度（ＢＭＩ＝体重［kg］÷身長［m］÷身長［m］平均は22・0）が5・0減少すると、収縮期血圧が10低下しています。

ただし、日本の肥満基準はＢＭＩが25・0以上とされていますが、これも日本肥満学会のねつ造です。国際的にはＢＭＩが30・0以上を肥満と定義しています。国際的な基準の肥満で、血圧が高い人では減量により血圧が下がることが多いのです。

血管の周囲にはいろいろな組織がありますが、肥満してくるとこれらが血管を圧迫します。その結果、血圧が上がるというわけです。このときに体重を落とすための方策と

して、かつてはカロリー制限がいわれていました。最近の研究では、糖質制限に、より減量効果があることがわかってきたのです。

肥満の原因のほとんどは内臓脂肪ですが、これは久しく食品の脂肪と考えられてきました。脂肪が1g（グラム）あたり9㎉（キロカロリー）なのに対して、炭水化物とたんぱく質はどちらも1gあたり4㎉です。このことから、身体の脂肪は食べる脂肪であると単純に話がつなげられ、カロリーの高い脂肪をとると、体内に脂肪がたまってくると思われていたのです。

しかし、その考えのかなりの部分が間違いであることがわかってきました。脂肪細胞でつくられる脂肪が肥満の大きな原因ですが、その脂肪の多くは炭水化物に含まれるでんぷんなどの糖質から合成されているのです。

三大栄養素のうち、たんぱく質と脂肪は、身体のいろいろな組織をつくります。しかし糖質はエネルギーにしかなりません。

炭水化物をとると糖質が消化されて血液中でグルコース（ブドウ糖）に変わりますが、これが残るとインスリンというホルモンのはたらきで脂肪細胞に追いやられ、脂肪細胞の中で中性脂肪に合成されることとなります。インスリンは、血液中の脂肪（遊離脂肪酸）も脂肪細胞に追い込みます。

脂肪として蓄えられる理由は、同じカロリーだと脂肪のほうが「軽い」ので、グルコースで貯蔵するのに比べて、身体に負担がかからないからです。

グルコースが4㎉を貯めるのに1ｇかかるのに対し、脂肪は0・4ｇでいいのです。脂肪は、このように効率のよいエネルギーの蓄積ができるのです。空腹時、食事と食事のあいだや就寝中には、この脂肪が分解され、肝臓でケトン体という物質に変換されてエネルギーになります。

渡り鳥はほとんど食事をせずに飛び続けます。たとえば北米から南米の南端まで飛ぶアメリカムナグロドリはほとんど食事をしないで飛びますし、体重2～6ｇと小さいノドアカハチドリも同様にメキシコ湾を横断します。これらはみな脂肪で飛んでいるのです。

ですから、たとえば肉だけを食べていればインスリンが分泌されず、血液中のグルコースも遊離脂肪酸も脂肪細胞に送り込まれないので、肥満になることはありません。でもその後で、たとえばラーメンやお茶漬けを食べてしまうと、血液中にグルコースが入り、その瞬間にインスリンが分泌され、それまで血液中にたまっていた脂肪が脂肪細胞に追い込まれていくわけです。

身体の脂肪には、グルコースの残りが合成されてできるもの、そして食品の脂肪が脂肪細胞に送り込まれるもの、という２つのルートがあります。日本人の「主食」は炭水化物ですから、日本人の肥満の主原因は余った糖質なのです。欧米人には「主食」という考え方はありませんが、肉を最も多く食べています。彼らの肥満は日本人と比べものにならないほどひどいものです。例えば、ＢＭＩが30・０以上の成人は日本人では約３％ですが、米国人は30％を超えています。これは、余ったグルコースに加えて、血中脂肪も肥満の原因になっているからです。しかし、糖尿病の発症率は日本人より低いので、糖尿病の原因は肥満というわけではなく、摂取する糖質量に比例しているのです。

人間と身体の仕組みがよく似ているのが豚です。最近、穀物飼育豚というのが多く出回るようになりました。穀物をたくさん与えるとグルコースが血中に多く入り、いわゆる「さし」が肉に入るわけです。牛も同じで、松阪牛などはビールを飲ませますが、あれも血中の糖分を上げるのが目的です。この「さし」は非常にきれいな純白の結晶性の脂肪となります。

一方、炭水化物だけでなく、脂肪が多く混ざっている残飯類を食べさせて肥満させた豚の肉は、脂肪が柔らかく黄色みがかってしまいます。これは、グルコースから合成された脂肪ではなく、食物中の脂肪がそのまま脂肪細胞に取り込まれるからです。養豚業者は脂肪に2ルートあることを知っており、いまでは商品価値を下げさせる残飯類を、豚に食べさせることがなくなりました。

Q54 糖質と血圧にはどのような関係がありますか？

A 糖質は肥満の主原因で、血圧を上げます

日本人はカロリーの約60％を炭水化物から摂取しています。そして問題は、それが余ってしまうことにあります。

クルマ社会や交通機関の発達により、日常生活で歩く距離が昔よりも減ったこと、座

って行う仕事が多くなったこと、家事でも電化製品が増えて身体を動かす機会が減ったことで、どうしてもグルコースが余り、肥満になりやすい。と同時に、血圧が上がってしまう人もかなり多いのです。実際、血糖値が50㎎／dℓ低下すると収縮期血圧は10㎜Hg低下するというデータが出ています。

以上のように、高血圧と糖質との関係は、「糖質が多くなることで肥満を引き起こし、それが血圧を上げてしまう」というものですが、実はもう1つのメカニズムがあり、そこには水分が関係してきます。

血液中に塩分が多いと、それを薄めるために水分が入ります。この現象と同じように、血液中に糖分が多くなっても、それを薄めるために水分が入ってきます。その結果として血管内の内容物が増えて、血圧は上がることになります。こちらはすべての人に共通してあてはまるメカニズムです。

また糖尿病の人の場合、ほとんどは降圧剤が処方されていますが、不要です。糖尿病治療で根本的な血糖値管理をしっかりすれば、降圧剤はいらないのです。

Q55 身体に「よい油、悪い油」とはどのようなものですか？

A 加熱調理には動物性油、サラダには荏胡麻《えごま》オイルがおすすめです

最近、むしろ脂肪やコレステロールこそ、血管を丈夫にし、脳卒中の予防にも役立つ、身体によいものだとされてきています。

Q51（※P170参照）で紹介した『循環器疾患の変貌』（保健同人社、1987年）によると、日本人は昭和40～50年代に、動物性脂肪をとることで血管が丈夫になりました。同書にも日本人のデータが多く掲載されており、〈日本人には油が少なすぎる〉とも書かれています。

現在、日本人の脂肪摂取量は、若い人はちょうどよいくらいだと思います。しかし高齢者はまだまだ足りないですね。

いまスーパーマーケットに行って油を買おうとすると、そのほとんどがキャノーラ油、いわゆる菜種油です。安価ということもあり、たぶん食用油の売り上げ全体の９割近くを占めているのではないでしょうか。

菜種油は昔、燃料やロウソクの代わりなどに使われていました。とても食用には適さなかったのですが、カナダで身体に悪い物質を取り除く技術が開発され、食用になったので、「キャノーラ」といわれているのです。

最近ではパーム油、いわゆるヤシ油が出てきました。多くはマレーシアなどに行くと見ることができます。昔は石けんの材料だったのを、最近食用にするようになりました。本来は食べるものではないものが、いまや油の主流になっているわけです。実際、そういう油をとりすぎるとアレルギーを起こしやすいというデータも出てきています。

安全なのはやはり動物性の油ということになります。今でも大阪の串カツ屋さんではヘット（牛油）、トンカツ屋さんではラード（豚油）を多く使っています。

動物性の油はカロリーが多くて肥満するという心配があったのが、実は逆だったということ、そしてコレステロールが多いことがむしろよいことであることもわかってきました。動物性の油が悪い理由は今や、まったくありません。

ほかにもいろいろな種類の油があります。最近増えてきているオリーブ油や、昔から天麩羅などに使われている胡麻《ごま》油はもともと食用ですから、加熱調理にも生にも使えるなど応用範囲が広く、キャノーラ油やパーム油に比べれば、そんなに悪い選択ではありません。しかしそれでも摂取しすぎるとアレルギーを起こす問題があることはよく知られています。

私はドレッシングなど非加熱調理にはサラダ油（多くがキャノーラ油）ではなく、紫蘇油、荏胡麻（えごま）オイルを使っています。加熱調理にはラード、バター、胡麻油、そして場合によってはオリーブ油を使い、できるだけキャノーラ油を減らすようにしています。

荏胡麻オイルは体内に入るとＤＨＡ／ＥＰＡという魚の脂になってくれます。これはイワシやサバ、サンマなどの青魚に多い脂で身体によいのですが、日本人は魚を食べなくなりましたから、その点を補う意味でもおすすめです。また胡麻油はビタミンＥが多く、酸化しないメリットがあります。

また、ここで強調しておきたいのが、ほとんどのマーガリンやショートニングに使われているトランス脂肪酸です。これは植物油に水素を添加して、バターやラードの代わりとして人工的につくられている脂なのですが、体内に入るとかなり強い炎症を起こすことがわかってきました。

欧米では２００８年からＦＤＡが規制に乗り出し、「全食品はトランス脂肪酸の量をラベルに明示せよ」というお達しがなされました。「明示せよ」ということは、ゼロでなければ誰も買わないことを意味します。

そして飲食店がトランス脂肪酸を一定量以上使った食事を提供することはニューヨーク市やカリフォルニア州では罰則付きで禁止となり、マーガリンとショートニングは消えてなくなりました。

昔、第二次世界大戦後、動物性の油が高カロリーで身体に悪いとされた時代に、バターでなく植物油のほうがよいのではないかと広まったのがマーガリンでした。それがまったく間違っていたということです。

日本には全日本マーガリン工業会という業界の圧力団体があり、かって消費者庁がトランス脂肪酸表示を義務化しようとしたところ、反対をしてつぶしたことがあったのです。しかし、２０１８年に世界保健機構（ＷＨＯ）が、２０２３年までに規制をするようにとの行動計画（ＲＥ　ＰＬＡＣＥ）が勧告されました。やっと日本でもスーパーに並ぶマーガリンは水素添加植物油が入っていないことを強調するようになりました。

菓子にカリカリサクサクの食感を出すために入れられるショートニングもトランス脂肪酸で、欧米ではプラスチックオイルと呼ばれています。

一度身についた生活習慣はなかなか変えられないものですが、こうした油の選択に限らず、メリットが明らかな食材への切り替えに思い切ってチャレンジする勇気も持っていただきたいと思います。

Q 56 高血圧とたんぱく質とはどのような関係がありますか？

A たんぱく質は血管を丈夫にします

たんぱく質は血管を丈夫にしてくれますし、身体の構造や機能物質の成分として非常に重要な栄養素です。そもそも遺伝子がたんぱく質の成分であるアミノ酸ですから。

２０１３年の米国糖尿病学会（ＡＤＡ）のガイドラインによると、慢性腎臓病の重症度でⅣ以上、また尿を通す能力を測るｅＧＦＲという尺度で30を切る場合は、たんぱく質を制限したほうがよいとしています。そしてこれ以外の人、糖尿病性腎臓病にかかっている人も含めて、たんぱく質制限は不要としています。

このように、もともと腎臓病を抱えている一部の人を除けば、たんぱく質はできるだけ多くとるべきです。摂取の目安はだいたい１日に体重１kgあたり１g以上といわれています。

Q57 新DASH食とは何ですか？

A DASH食の改良版。減塩、高ミネラル、食物繊維リッチ、低炭水化物です

DASH食（Dietary Approaches to Stop Hypertension）は米国で、高血圧による心血管系疾患を防ぐ目的からスタートしました。

当初は、脳卒中や心筋梗塞の原因とされていたコレステロールや脂肪、特に動物性食品を減らすものでした。塩分を塩素とともに形成するナトリウムを減らすことで、上がっていた血圧を下げようとしますが、塩分を減らすだけでは血圧が改善されないことから、一方でカリウム、マグネシウム、カルシウムといったミネラル類、そして食物繊維を増やしたのです。

一週間の減塩で収縮期血圧が８㎜Hg低下しました（JAMA 2023;330:2258-2266）。これ

は降圧剤に匹敵する効果でした。

カリウムの摂取量を増やすことにより、高血圧の人では、収縮期血圧を８㎜Hg下げる効果があり（Int J Clin Pharmacol Ther 2012; 50: 478）、脳卒中発症率を０・79倍に下げる効果も報告されています（J Am Coll Cardio 2011; 57: 1210）。またマグネシウムの摂取量を増やすと、収縮期血圧を４㎜Hg下げる効果がありました（European Journal of Clinical Nutrition 2012; 66: 411）。カルシウムの摂取量を増やすと、高血圧の人では、収縮期血圧を４㎜Hg下げる効果があり、脳卒中の予防効果も報告されています（HHSA : Evidence Report/Technology Asswssment 2009; 183:1）。さらに食物繊維の摂取量を増やすと、高血圧の人では、収縮期血圧を６㎜Hg下げる効果がありました（Nutr Hosp 2012; 27:31）。

最初は、脂肪を減らすために炭水化物を増やしましたが、炭水化物の増加により、米国で肥満の人が急激に増えてしまいました。糖尿病にかかってしまう人の数も、以前は日本の半分程度だったのが、日本を抜く勢いで増えてきました。

そこで２０１０年から、いろいろ変更点を加えたのが新ＤＡＳＨ食です。新ＤＡＳＨ食の栄養摂取量を比較した表５（※Ｐ１８９参照）をご覧ください。脂肪とコレステロールの摂取量は元に戻し、炭水化物を減らしました。ナトリウムを減らす一方で、カリウム、マグネシウム、カルシウムといったミネラル類や食物繊維を増やすところはＤＡＳＨ食と同じです。

大事なのは、ここで摂取カロリーを減らすと逆に飢餓状態になり、筋肉が減って基礎代謝が落ち、少量の食事でも肥満しやすい体質になってしまうことです。このことからもカロリー制限は間違いであり、糖質制限をしてカロリーはきちんととることが正しいといえます。

ご飯やパンといった糖質を減らすと、結果として脂肪とたんぱく質の摂取量が増えます。そうするとおかずをたくさん食べることになり、ナトリウムも自然に減ることとなります。

意識的にとるべきは野菜と果物類です。野菜でおすすめは、特に食物繊維やミネラルが多い葉物野菜。キャベツ、レタス、ホウレン草、小松菜といったところです。

そして果物に多く含まれる果糖には、インスリンを使わずに中性脂肪になるという面白い性質があります。血糖値は上げませんが、一方であまり大量にとると肥満の原因となるので、注意が必要です。

表5　栄養摂取量の比較

成分	①米国人成人	②DASH食	③新DASH食	④日本人成人	⑤日本人用新DASH食
総摂取カロリー	2,145 kcal	2,100 kcal	2,100 kcal	1,888 kcal	1,888 kcal
脂肪	80 g (34%)	63 g (27%)	86 g (37%)	54 g (23%)	84 g (40%)
たんぱく質	83 g (16%)	95 g (18%)	95 g (18%)	69 g (16%)	94 g (20%)
炭水化物	260 g (50%)	289 g (55%)	236 g (45%)	262 g (61%)	188 g (40%)
コレステロール	279 g	150 mg		305 mg	300 mg
ナトリウム	3,612 mg	2,300 mg		4,086 mg	2,300 mg
カリウム	2,790 mg	4,700 mg		2,287 mg	4,700 mg
カルシウム	1,021 mg	1,250 mg		488 mg	1,250 mg
マグネシウム	308 mg	500 mg		246 mg	500 mg
食物性繊維	17 g	30 g		15 g	30 g

%はカロリーの比率

①（USDA：NHANES 2009-2010 pB2-21,22）
②（NIH：Lowering Your Blood Pressure With DASH 2006 p5）
③（USDA：Report of the Dietary Guidelines Advisory Committee 2010 pB2-11）
④（厚生労働省：平成24年国民健康・栄養調査　p55）
⑤日本人用新DASH食　脂肪・たんぱく質の量（g）は新DASH食とほぼ同量、
カロリーとコレステロールは日本人平均値
ミネラル・食物繊維量（mg）はDASH食と同量

果物は、基本的には甘味抑え目のフルーツがおすすめです。ジュースもフレッシュを飲むほうがよいでしょう。また最近、果物を乾燥させたグラノーラを朝食でとることが流行りのようですが、砂糖をまぶしたものもあるので気をつけたいです。

そのほかナッツ類も、種類や食べ方によって、成分に違いが出てきます。糖質が少なくてミネラルの多いのはクルミ。アーモンドは特にマグネシウムが豊富です。そしてピーナッツは意外に糖質が多く、塩分を付加している場合も多いので注意しましょう。

おすすめは塩も油も使わずに、そのまま火であぶったクルミかアーモンドです。ちょっとお酒のおつまみみたいですね。でもおつまみには合理性があって、お酒を飲むと肝臓に負担がかかりますが、肝臓ではコレステロールを合成しているので、コレステロールの多い食品を食べれば肝臓が休憩できるというメリットがあります。ですからおつまみにはコレステロールが多い食品が適しているということです。

新DASH食の詳しい説明と具体的なレシピは『高血圧を下げる新・食事法』（大櫛陽一著・成美堂出版・2013）をご覧ください。

Q 58 他の食事法、たとえば「絶食療法」などは血圧改善に有効ですか？

A 肥満者を対象に40日間絶食の研究がありますが、長期的には糖質オフ

絶食療法は基本的にはケトン誘導食、つまり低カロリーかつ低糖質の極みで、体内で脂肪が分解されてケトン体（人の主エネルギー）がつくられるということになります。40日間の絶食実験（水分、ミネラル、ビタミンは補給）も報告されて、減量効果があり、健康上の問題は起こっていません。体重70kgの男性では平均として体内脂肪で10万kcalありますから、安静状態なら1日1500kcalの消費として、約70日間生きられる計算になります。

米国の肥満者を対象とした絶食実験の論文では、理論どおりに体重が減少するというデータが示されています。ただし実施人数が3人程度とごく少なく、42歳・女性・体重

98・8kg、49歳・男性・体重109・8kg、26歳・女性・体重124・2kgの方々が40日前後の絶食でそれぞれ24・7kg、22・8kg、23・1kg減量しています。そして、いずれの方も体内でケトン体を使っているのがわかるデータが出ています（The Journal of Clinical Investigation 1967; 46:1589）。

山での遭難や鉱山での落盤事故の場合でも、水が飲めて、体温を維持できる環境であれば、ひと月は悠々過ごすことが可能です。ちなみにグルコースだと、グリコーゲンも含めて蓄えられるのはせいぜい約500カロリーにすぎません。これはだいたいひと晩で尽きてしまう量です。

ですからあくまで一時的な方法ということであれば、絶食療法は血圧の改善方法として、アリといえます。しかし一生続けるのなら、あくまで「カロリーは必要量をとり、糖質はゼロ」というやり方ということになります。

Q59 「朝食抜き」や「1日1食」は血圧にとってどのような影響があるのでしょうか？

A ３食が基本です。「朝食を食べられない」のは大問題です

朝は、血糖値を上げやすい身体のメカニズムになっています。いわゆる「曙（あけぼの）効果」といわれるもので、実は炭水化物をこの時間はあまりとらないほうがよいのです。

また夜の炭水化物摂取は即、肥満につながりますから、これもやめたほうがいいですね。どうしても炭水化物を食べたいのであれば昼にすることです。

たんぱく質と脂肪は、夜にきちんととらなければいけません。なぜなら寝ているあいだに身体がつくられるからで、その時間帯が栄養不足の状態だと、体調を悪くすることにつながってしまうのです。

1食だけにするのなら夜だけにして、炭水化物はほとんどとらないようにする。また2食にするのであれば、朝を抜いて昼と夜に食べ、炭水化物は昼だけ。「朝抜き」は、そういう点では問題ありません。

でも、「朝食が食べられない」というのは大問題です。夕食を食べてすぐに寝るとか、夜ふかしや睡眠不足の生活では、朝起きて食欲がなくて当然です。また、朝昼夜と食べるほうがリズムとして自然ではあります。ただバランスとしては、朝はそれほど量を多めにせず、夜はしっかり食べる。ただし糖質を食べるのは昼、とするのがおすすめです。

2018年に、夕食を早めに食べた後、翌日の朝食を抜いて、昼食のみ食べる時間制限食（Time-Restricted Eating）が提唱されました。つまり、空腹時間を16時間前後保つ食事法です。2型糖尿病、肥満に大きな効果が報告されました（JAMA Network Open 2023;6:2339337）。

ここで、炭水化物にはもう1つ落とし穴があります。それは「食べ過ぎると食べたくなる」ということです。

炭水化物を食べて血糖値が上がり、下がったときにお腹がすくので、間食に手を出すことも多くなります。また、空腹を強く感じての食事では食べ過ぎになり、血糖値が上がり、下がったときにはまたお腹がすくので食べる——という悪循環に入ってしまう。炭水化物には、ある意味の中毒性、麻薬性があるのです。事実、前の晩の宴会で飲み過ぎ、食べ過ぎた翌日に案外お腹がすくことはよく経験します。このときに血糖値が下がっているのです。

たんぱく質と脂肪には、このような「お腹がすく」という現象は起こりません（ADA Life with Diabetes 2004）（The National Academies Press Dietary Reference Intakes 2005）。糖質ゼロ食にすると、身体の「糖新生」機能により一日中血糖値が一定に保たれます。そうすると、お腹がすくことはなくなり、カロリー制限なしでも食べ過ぎがなくなります。

肥満、そして糖尿病の犯人が判明したわけですが、２００３年まで、糖尿病の原因は脂肪といわれていました。欧米ではそれが間違いであることに気づき、２００４年以降の教科書の内容はガラリと変わりました（The National Academies Press Dietary Reference Intakes 2005）。

Q60 和食はおすすめですか？

A 本当の和食はおすすめです

和食が世界遺産になり、日本人女性の寿命が世界一なので、和食は理想的な食事とされています。たしかに、武士が始めた会席料理、禅僧が始めた懐石料理は、ご飯や麺類は少なく、少量かつ多種類のレシピになっており、理想的な食事だと思います。

しかし、寿司は、江戸時代に職人がファーストフードとして、ご飯とおかずをいっしょに食べるためにつくったものであり、健康的な和食とはいえません。もちろん、牛丼、カレーライス、立ち食いソバ、ラーメンなども現代的なファーストフードで、ほとんどが炭水化物であり、健康的とはほど遠い食事です。

このように、「和食がよい」といわれたら、「和食って何？」という話になってしまいます。

また、「昔の食事がよかった」というのは、実は「美しい嘘」なのです。日本人の平均寿命は江戸時代はずっと35歳くらいで、明治・大正・昭和と少しは延びたのですが、1947年でも50歳くらいでした。私の子供時代の食事は、ご飯と一汁一菜でした。月一回の給料日がトンカツの日、正月がすき焼きの日でした。昔の食事が本当によい食事だったのでしょうか。

昭和40～50年にかけて平均寿命が大幅に延びたのはすでにお話ししたとおりです。欧米化した食事摂取が寿命を延ばしたのです。

Q61 コレステロールについて教えてください

A 身体に必須の物質。不足すると脳、筋肉、免疫、ホルモン、消化に影響します

コレステロールは身体の必須物質であり、しかも食品からはなかなかとれにくいので、8割ほどはリサイクルされています。

このコレステロールを作るには、主要な工程だけでも18工程ほどの化学反応を起こす必要があり、これらの反応を支える酵素類は17種類以上必要です。

体内に37兆ある体細胞の膜や、1000億個ある神経細胞の膜、それに男性・女性ホルモンや炎症を抑える副腎皮質ホルモン、骨を丈夫にするビタミンD、さらに胆汁は、いずれもコレステロールなしではつくることができません。

体内でコレステロールを必要とする組織に運ぶ重要な役目を担っているのがLDLコ

レステロールです。細胞は古くなるとつぶされますが、そのなかからコレステロールが回収されます。これがＨＤＬコレステロールです。したがって、両方とも身体には必要な物質なのです。

回収しきれなかった２割のコレステロールは食品でとることになります。しかし肝臓が悪いと、コレステロールをつくれなくなってしまいます。

コレステロールが欠乏すると細胞が弱くなったり、副腎皮質ホルモンが減ったりします。その結果、免疫力が落ち、ウイルスや細菌に侵されて炎症を起こしやすくなり、やがては肺炎などの感染症、がん、脳のうつ病になりやすくなります。コレステロールを下げる薬の副作用に、筋肉融解、糖尿病と並んで、発がん、うつ病、記憶喪失が報告されています。

このように「コレステロール伝説」はもうすっかり終焉しました。いまやコレステロールは、たくさんとったほうが肝臓は休憩できますし、血管は丈夫になり、元気で長生きできるのです。茨城県民、大阪府守口市民、大阪府八尾市民、福井市民、神奈川県伊勢原市民、福島県郡山市民を追跡した研究が報告されていますが、いずれもコレステロール値の高い人が死亡率は低かったのです。

結核などの感染症が減ったいちばんの理由は、実は治療方法が進んだからということよりも、このような物質のはたらきにより、少々の菌が「侵入―感染」はするが、「発病しない―病気を起こさない」身体になったことのほうが大きいのです。

Q62 善玉・悪玉コレステロールについて教えてください

A 善玉も悪玉もない。コレステロール低下治療は姿を消しました

「コレステロール伝説」は製薬企業による、でっち上げの例の最たるものです。

これは「製薬企業が、遺伝病である家族性高コレステロール血症の治療薬としてLDLコレステロール低下薬（スタチン）を見つけた→遺伝病は500人に1人と少ない→LDLコレステロールを悪玉にした→診断基準を大きく下げるように働きかけた→スタ

チンの売上げが日本だけでも年間３０００億円になった」という流れでした。

特に欧米では、ＬＤＬコレステロールを下げる薬の売り上げが伸びたり、肉をはじめとする動物性食品の摂取をやめたりするところまで影響が広がりました。

２００４年、ＥＵで臨床試験の不正に罰則付き法令が施行され、米国で製薬企業の医師への利益供与の情報公開が法律で定められ、そして２０１０年頃からＬＤＬコレステロールを下げる薬が特許切れになってきたことがあり、製薬企業側も薬の販売にあまり力を入れないようになりました。

薬の特許切れ直前に米国に行ったところ、テレビではファイザーのリピトールのＣＭが、ものすごい量で流されていました。それが２０１３年に「コレステロールは下げる意味がない」と、治療目標値が廃止されたガイドラインが発表されたのです。コレステロールをめぐる環境が、まったく様変わりしたわけです。

「ＬＤＬコレステロールは１９０」という診断基準は、いまも「約５００人に１人」という遺伝病を見つけるための、いちばん簡便な検査として残っています。しかし、この遺伝病の人でもコレステロール低下治療に効果はないので、ＬＤＬコレステロールを低下させる治療法は姿を消しました。

Q63 血圧とお酒の関係について教えてください

A 1日ビール換算で350㎖が適量

お酒については「飲まない人よりも、ちょっと飲む人のほうが寿命は長い。でも飲み過ぎると、飲まない人と同じになる。それ以上飲むと、飲まない人よりも寿命が短くなる」という、面白い報告があります。

ビールでいうと、「1日700㎖」で「飲んだ人と飲まない人とで寿命が同じくらい」です。ということは、ベストはその半分「1日350㎖」ということになります。これは純アルコールで1週間15gが適量ということになります（アルコールは比重が0・7なので、1gは1・3㎖）。

血圧の面からも、少しお酒を飲んだほうがリラックスできます。しかし、お酒を飲んだ直後は血圧が下がりますが、強いお酒の量が増えると、血圧は逆に上がってきてしまいます。

このメカニズムを簡単にいえば、アルコールがたんぱく質を変性させ、血管が硬くなるということで、アルコールで皮膚をふくと硬くなるのと同じ現象です。さらに肝臓に障害を起こすことにもつながります。

私が福島県郡山市で実施した、アルコール摂取量と収縮期血圧との関係調査のデータによると、１日あたりビール６００㎖相当のアルコールを減らすと、収縮期血圧が約３㎜Hg低下するという結果が出ています。

高血糖も血圧を上げます。糖質が多く含まれるのは、ビールと日本酒です。ウイスキーや焼酎といった蒸留酒、よく熟成されたワインなどは、血糖値を上げません。ワインはブドウの果汁からつくりますから当初は糖分が多いのですが、ヴィンテージものは夏を越えるたびに糖がアルコールや酸に変わっていき、ほとんどなくなります。

ただこれも品種や地域、つくり方によって違ってきます。たとえばドイツの白ワインはもともと糖質が多く、それはヴィンテージものでもあまり変わらないので注意が必要です。またフランスならブルゴーニュや、ボルドーなどの赤ワイン、白でも辛口のシャブリ系は糖質があまりありませんので、おすすめです。

ビールの最大の利点は、アルコール濃度が低いことです。最近では糖質ゼロ／プリン体ゼロのビールが多く登場していますが、気をつけたいのは、うまみ成分として使われていたプリン体の代替として、アステルファムカリウムという合成甘味料が入れられている製品があることです。

これはサッカリンとともに安価ということもあり、少量なら人間に害はないとされ、食品添加物にもなっています。しかし毎日飲むものとしては、あまりおすすめではありません。マウスの実験ですが、合成甘味料は腸内細菌のバランスに影響を与えて、糖尿病リスクになるとの報告があります。

糖質ゼロビールならアステルファムカリウムを使用していないものもいくつかありますから、表示をよく確認してみましょう。ちなみに菓子でも糖質ゼロのものが出てきており、合成甘味料がやはり使われています。

一方、天然甘味料のなかには血糖値を上げない安全なものもあり、その代表が羅漢果という、ザクロに似た、とても甘い果物と糖アルコール（エリスリトール）を使ったラカントSです。

糖アルコールとは、ブドウ、梨、木などに含まれている天然成分で、キシリトールやエリスリトールなどがあります。

Q64 効果的な運動とは？

A 食前、つまり空腹時の有酸素運動がいちばん効果的

運動については有酸素運動か無酸素運動か、食前に運動するか食後に運動するかで組み合わせが4つあります。

今までの常識では、食前の運動は身体に悪いと思われていました。しかしそれが180度ひっくり返り、現代人にとっては食前、つまり空腹時の有酸素運動がいちばん効果的ということがわかりました。なぜなら、いちばん減量効果が高いから。言い換えれ

ば、食前の血糖値が下がった状態で運動することにより、脂肪が分解されたケトン体がエネルギー源になるからです。

血液中のグルコース、肝臓内のグリコーゲンを使い切った状態で運動すれば、脂肪細胞内の中性脂肪が溶け、血液中に出てきて遊離脂肪酸（ＦＦＡ）になります。このＦＦＡが肝臓でケトン体になります。そしてケトン体は筋肉に運ばれて、燃焼してくれます。

結局は脂肪が燃えるということなのですが、実際には以上のプロセスを経ています。

無酸素運動は短時間で、筋肉を太く強くする効果があります。時間にして5～10分で十分ですから、行うのは食前でも食後でもかまいませんが、入眠前がお勧めです。乳酸が分泌されて疲労感を感じて入眠がよくなります。また、血糖値も下がりますので、頭の働きが低下して熟睡できます。

プロ野球の阪神タイガースの名選手だった金本知憲氏は現役時代、無酸素運動を3日1サイクルで行っていました。1日目はアレイによる胸筋、2日目は腹筋と背筋、そして3日目はスクワットで太もも、翌日はまた胸筋に戻り……というふうに。

無酸素運動はある意味、筋肉を傷めることであり、その修復で太くなるというメカニズムです。しかし毎日傷めていると、修復する時間がありません。先発投手でも、最近は中5日が相場です。普通の人間は3日では筋肉がとうてい元には戻りませんから、実際には、たとえば1日おきの軽い筋トレを、週の月・水・金に行うのがよいかもしれません。

食後の運動は血糖値を下げるのでよい、糖尿病にかかっている人には特におすすめ、とされてきました。しかし、血糖を有酸素運動で使う際にはインスリンを使用しますが、糖尿病を発病するとインスリンの分泌が低下していますので、食後血糖値の低下効果は少なくなります(大櫛陽一『間違っていた糖尿病治療』医学芸術社・2012)。糖尿病の主治医から「まだ運動が足りない」と言われ、必死に頑張り過ぎることになります。また、少なくなったインスリンを浪費するので、長期的には糖尿病の進行を早めることになります。

また、インスリン分泌促進剤やインスリン注射を使うと、前に説明したようにインスリンは肥満ホルモンですから、体重が増えます。空腹に耐えてカロリー制限していても、主治医から「もっとカロリーを減らせ」と叱られます。これらが糖尿病性うつの原因で、医師がつくる病気です。

このように、さまざまな問題が明らかになってきています。糖尿病予防のためには、空腹時（食前）の有酸素運動で筋肉内や肝臓内にある脂肪細胞以外の脂肪、異所性脂肪を燃やすほうがよいのです。

有酸素運動は血糖値が下がっているときに行うことで、運動時間に比例した効果が得られます。しかし血糖値がある程度あるときには、それを下げてしまわないと脂肪が燃えません。かつて有酸素運動は30分以上行うべきという説があったのですが、空腹時に行うのであれば10分でも20分でも大丈夫です。

有酸素運動はジョギングやウォーキング、スイミングが代表的です。このうちスイミングは消費カロリーが多く、ひざなどを痛めている人には体重の負荷がかからない優れた全身運動ですが、血圧に関していえばあまり効果がありません。冷たい水に入ることで血管が収縮したり、水圧で血圧が上がるからです。

Q65 ストレスや喫煙はやはり、血圧を上げる因子なのでしょうか？

A 解消できる程度のストレスは必要。タバコは貧血を起こしてしまいます

交感神経が興奮すると血圧は上がります。交感神経は人間が戦闘状態にあり、敵と戦ったり逃げたりするときに緊張させて軽いストレス状態にもっていきます。怒りの感情も交感神経が作用しており、血圧は上がっています。

その逆が副交感神経で、リラックスさせるほうにはたらきます。幸せな気持ちでおだやかに過ごせるに越したことはありません。ただし、まったくストレスがない人よりは、日々解消できる（たまらない）適度のストレスがある人のほうが元気で長生きできる、というデータもあります。

同じことは運動についてもいえます。運動自体が精神的、身体的の両方でストレスで

すから、何もしないよりはしたほうがよい。しかし毎日運動する目標を立てて、それができなかったときに、そのストレスがさらに大きくなることもあるでしょう。ある程度はいい加減にすること、ときどき手抜きをしたり、休憩したりすることも大切です。

また気温が上がると血管が拡張して血圧は下がり、気温が下がれば血管が収縮して血圧は上がります。

タバコを吸った直後には脳血流が増えることはたしかです。これは脳に行く血管が拡張し、リラックスするためです。しかし、長期的には喫煙も血圧を上げます。８７７４人を対象に行った調査で、タバコを１日50本吸うと収縮期血圧は４上がるというデータもあります。その最も大きい原因は、一酸化炭素が赤血球の中のヘモグロビンにくっつくためです。ヘモグロビンとの結合力は、酸素よりも一酸化炭素のほうが強力で、ヘモグロビンの酸素搬送能力が低下します。

タバコの本数にもよりますが、１日に20本ほど吸っている人では、ヘモグロビンの約５％には一酸化炭素が先にくっついています。そうして体内が低酸素状態になると、血液を脳や体内にもっと多く送らなければならなくなる。その結果、血圧が上がってくるのです。この点では鉄欠乏性貧血も同様です。

喫煙は一時的には血圧を下げ、長期的には血圧を上げるのです。

Q 66 入浴と血圧との関係について教えてください

A 入浴は最大のリラックスですが、血圧の変動が大きいので注意しましょう

入浴は大きなリラックス効果を得られます。入浴後には血圧も下がりますから、夕食前に入浴してゆったりと夕方の時間を過ごすのは、普段の生活で最高に幸せな時です。

しかし、入浴による血圧の変動は非常に激しいのです。衣服を脱ぐと肌が直接外気にふれます。普通、外気は体温よりも低いですから血圧は上がります。次に浴室に入り湯につかると、体温より温かいので、血管が拡張して血圧が下がります。そして長いこと入っていると身体が温まり、血圧がまた上がってきます。

これは、あまりよくないことですね。ですから「浴室は温かく」して、服を脱ぐときに寒さを感じないようにする。そして湯はあまり熱くせずに先に湯をかぶり、ならして入るようにします。

シャワーも同様です。日本では浴室で湯につかる代わりに同じ浴室内のシャワーを浴びるという感覚ですが、浴室が寒いために身体が冷えてしまうことがあります。海外ではシャワールームが密閉されて、あらかじめ湯を流して温めてから入るようにすることが多いようです。

Q67 旅行や出張などで自宅とは違う環境に置かれた場合の注意点は何ですか？

A 早めの決まった時刻に床につくように計画をします

ある程度のストレスはやむを得ませんが、やはりできるだけストレスを避けたり解消したりするべきでしょう。

いちばん大きく影響されるのは睡眠で、時間と質が問題になります。「1日何時間寝ているか」「何時ごろ就寝するか」で、糖尿病との関係を研究したことがあります。

この調査で難しいのは「睡眠時間が長い人ほど糖尿病になりやすい」という、妙な結果が出てきたりすることでした。これは「熟睡できて調子のよい人はそれほど長く寝ないけれど、調子の悪い人は長く寝る」という原因と結果が入り交じったデータ、あるいは夜勤の人のデータが含まれることから起きたものでした。

夜勤の人を除くなどして再解析した結果、最も大きな意味を持っていたのは、睡眠時間よりもむしろ就寝時刻でした。遅い人ほど健康状態が悪く、糖尿病になりやすいことがわかったのです。

健康のためには、早めの決まった時刻に床につくことを習慣化することが大切です。

Q68 ご自身の健康観とは何ですか？

A 「回復力」を大切にします

私自身の健康観としては、先にも述べたような回復力や恒常性を、自分で感じることを大切にしています。

グラフに検査値を書き入れ、今は血圧が少々上がっているけれども、思い当たる原因（運動不足、オーバーワーク、睡眠不足など）を無くすように生活を変化させると、元に戻ります。これが、ネガティブ・フィードバック（負帰還）が効いているということです。

このことは何も血圧に限ったことではありません。人間は同じことをずっとやり続けることは難しくて、あっちに行ったりこっちに行ったりします。

でも、やり過ぎたら戻り、足りなければ増やす。食事でもお腹がいっぱいになれば食べられなくなるし、足りなくなったら食べたくなるわけです。

ある作業を頑張って、今は疲れたけど、少し休憩したらまたやりたくなる、ということは誰にでもあるでしょう。また頭や身体をあまり長い間休ませておくと、本を読んだり映画を観たり、運動をしたくなる。それが自然なことなのであって、それができるのも健康だからこそです。

［参考文献］

『内科診断学　第７版』冲中重雄ほか（医学書院　１９６９）

『老人保健法に基づく健康診査マニュアル』（日本公衆衛生協会　１９８７）

日本高血圧学会『高血圧治療ガイドライン２０００』

日本高血圧学会『高血圧治療ガイドライン２００４』

日本高血圧学会『高血圧治療ガイドライン２００９』

日本高血圧学会『高血圧治療ガイドライン２０１４』

日本高血圧学会『高血圧治療ガイドライン２０１９』

WHO Technical Report Series No.168 1959

WHO Technical Report Series No.231 1962

WHO-ISH Guidelines for the Management of Hypertension 1999

WHO-ISH Guidelines for the Management of Hypertension 2003

Arch Intern Med 1988; 148:1023

Arch Intern Med 1993; 153:154

Arch Intern Med 1997; 157:2413

Hypertension. 2003; 42: 1206

JAMA 2014; 311: 507-520

『血圧は１４７でも健康体!?』中原英臣・大櫛陽一（洋泉社　２０１４）

『「血圧１４７」で薬は飲むな』大櫛陽一（小学館　２０１４）

『高血圧を下げる 新・食事法』大櫛陽一（成美堂出版 2013）
『怖くて飲めない！ 薬を売るために病気はつくられる』レイ・モイニハン／アラン・カッセルズ（ヴィレッジブックス 2006）
『循環器疾患の変貌』小町喜男ほか編（保健同人社 1987）
『薬のチェックは命のチェックNo.25』（医薬ビジランスセンター 2007）
「週刊医学会新聞」2013年7月1日号
「毎日新聞」2013年12月3日、2014年6月2日、6月21日、7月23日
「朝日新聞」2014年6月21日
武田薬品工業 CASE-J 調査報告書 2014年6月21日
医療情報学 2008; 28: 125
GL Bakris et al: Changes in guideline trends and applications in practice. JNC 2013
BJOG 2007; 114: 917
JP Kassirer: Why Should We Swallow What These Studies Say? The Washington Post August 1, 2004
The Journal of Clinical Investigation 1967; 46: 1589
Int J Clin Pharmacol Ther 2012; 50: 478
J Am Coll Cardio 2011; 57: 1210
European Journal of Clinical Nutrition 2012; 66: 411
HHSA : Evidence Report / Technology Assessment 2009; 183: 1
Nutr Hosp 2012; 27: 31
Geriatr Gerontol Int 2008; 8: 300

作図：ZOUKOUBOU
編集協力：荒木 真、粕谷義和（収穫社）
デザイン：フロッグキングスタジオ

大櫛陽一
（おおぐし・よういち）

1971年大阪大学大学院工学研究科修了。大阪府立羽曳野病院、大阪府立成人病センター、大阪府立母子センター、大阪府立病院などを経て、88年より東海大学医学部教授。2012年より東海大学名誉教授、大櫛医学情報研究所所長。著書に「検査値と病気　間違いだらけの診断基準」（太田出版）「メタボの罠」（角川SSC新書）「コレステロールと中性脂肪で薬は飲むな」（祥伝社新書）「100歳まで長生きできるコレステロール革命」（永岡書店）、近著に「血圧147で薬は飲むな」（小学館）「高血圧のほとんどは薬はいらない！50歳・男性で155は正常値」（角川SSC新書）『健康診断「本当の基準値」』（宝島社）などがある。

増補新版

長生《ながい》きしたければ 高血圧《こうけつあつ》のウソに 気《き》づきなさい

血圧の常識がくつがえる
68のQ&A

2024年2月20日　第1刷発行
2024年6月20日　第2刷発行

著者　大櫛陽一《おおぐしよういち》
発行者　鈴木康成
発行所　KKベストセラーズ
〒112-0013　東京都文京区音羽1-15-15 シティ音羽2階
電話 03-6304-1832(編集) 03-6304-1603(営業)
https://www.bestsellers.co.jp

印刷製本　近代美術株式会社
DTP　株式会社 三協美術

ISBN 978-4-584-13995-0　C0047